毒品、环境与健康

徐 建 吕佳佩 郭昌胜 等编

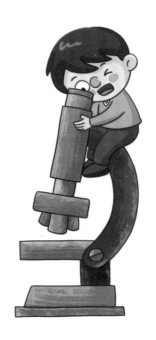

中国环境出版集团·北京

图书在版编目（CIP）数据

毒品、环境与健康 / 徐建等编 . -- 北京：中国环
境出版集团，2021.4
ISBN 978-7-5111-4615-1

Ⅰ . ①毒… Ⅱ . ①徐… Ⅲ . ①毒品—基本知识
Ⅳ . ① R996

中国版本图书馆 CIP 数据核字 (2021) 第 017694 号

出 版 人　武德凯
责任编辑　孟亚莉
责任校对　任　丽
封面设计　岳　帅

出版发行　**中国环境出版集团**
　　　　　（100062　北京市东城区广渠门内大街 16 号）
　　　　　网　　址：http://www.cesp.com.cn
　　　　　电子邮箱：bjgl@cesp.com.cn
　　　　　联系电话：010-67112765（编辑管理部）
　　　　　　　　　　010-67112735（第一分社）
　　　　　发行热线：010-67125803，010-67113405（传真）
印　　刷　北京市联华印刷厂
经　　销　各地新华书店
版　　次　2021 年 4 月第 1 版
印　　次　2021 年 4 月第 1 次印刷
开　　本　880×1230　1/32
印　　张　3.5
字　　数　80 千字
定　　价　23.00 元

编写人员

徐　建　　吕佳佩　　郭昌胜

陈　苗　　李　旭　　张文萍

张　艳　　侯　嵩　　吴琳琳

陈力可　　高　雅　　赵江陆

前 言

1987年6月12—26日，联合国在维也纳召开的"麻醉品滥用和非法贩运问题国际会议"提出了"爱生命，不吸毒"的口号，并将每年6月26日定为"国际禁毒日"，以引起世界各国对毒品问题的重视，同时号召全世界人民共同来解决毒品问题。当前，毒品对健康造成的不良后果比20世纪更为严重。毒品滥用问题的持续蔓延，会对社会造成严重危害，全球的禁毒工作面临着巨大压力和严峻挑战。

2017年，因吸毒死亡58.5万人，其中2/3是阿片类药物所致。美国记录的因过量使用阿片类药物而死亡的人数超过4.7万人，比2016年增加了13%；加拿大有4 000例与阿片类药物相关的死亡案例，比2016年增加了33%。在北美地区，合成阿片类药物以芬太尼及其类似物为主，但在西非、中非和北非地区，另一种合成阿片类药物曲马多正

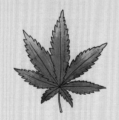

在引发新的危机。全球缉获的曲马多从 2010 年的不到 10 千克激增至 2013 年的近 9 吨，并在 2017 年达到 125 吨。毒品形态不仅有固体状和粉末状，还可以是液体、植物等。新精神活性物质是继传统毒品（如鸦片、大麻、海洛因等）、新型合成毒品（如冰毒、摇头丸、麻古等）之后，21 世纪以来流行全球的第三代毒品。新精神活性物质具有隐蔽性、多样性和迷惑性的特点，在全球范围内呈现迅速蔓延之势，国际社会对此越来越关注。我国面临的问题也很严峻，截至 2018 年年底，国内新增精神活性物质 31 种。

毒品的制造、贩卖和滥用不仅给人类社会和人体健康带来巨大的威胁，对生态环境的影响也日趋严重，其母体化合物及其代谢物在环境中的释放会给生态系统带来环境风险。打击毒品和污水处理看似是两个毫不相关的概念，但从特定场合定期采集的污水却可以作为监测毒品使用情况及打击毒品犯罪的重要工具，它可以快速精准地锁定毒源，为打击毒品制作及交易提供强有力的支撑。

　　基于此，我们组织编写《毒品、环境与健康》一书，用通俗易懂的语言，以图文并茂的方式和问答的形式，深入浅出地讲解毒品的来源、种类，毒品对环境的影响和对健康的危害，便于读者了解毒品的分析测试和辨析新型毒品的方法，以及国内外主要的禁毒工作等。希望读者能够通过阅读本书提高对毒品危害的认知水平，时刻保持警惕。

　　鉴于收集的资料有限，难免存在不足，希望读者提出宝贵的意见，共同推进全民禁毒工作，为我国人民的健康事业做出更大的贡献。

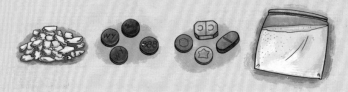

目　录

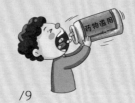

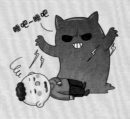

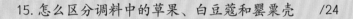

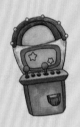

第二章　环境中的毒品　/43

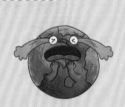

第三章　毒品与人体健康　/59

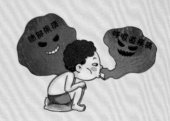

第四章　戒毒与禁毒　/73

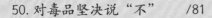

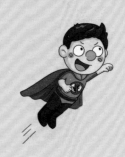

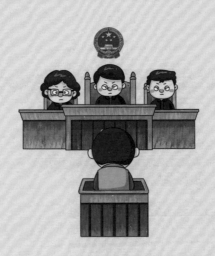

第一章
认识毒品和毒情

1 什么是毒品

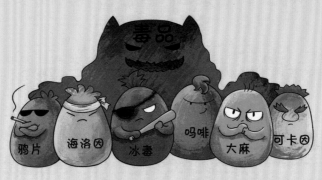

根据《中华人民共和国刑法》第三百五十七条规定，毒品是指鸦片、海洛因、甲基苯丙胺（冰毒）、吗啡、大麻、可卡因以及国家规定管制的其他能够使人形成瘾癖的麻醉药品和精神药品。这里的药品是指使人形成瘾癖的药物，与医疗用药是不同的概念。《麻醉药品品种目录（2013年版）》和《精神药品品种目录（2013年版）》中列明了121种麻醉药品和149种精神药品。

联合国《精神药物公约》（1971年）第二条物质管制范围第四款指出，毒品是指能引起成瘾，使人产生依赖性，使人中枢神经系统兴奋或抑郁，以致造成幻觉，或对动作机能、思想、行为、感觉、情绪等产生损害的天然、半合成、合成的物质。

世界卫生组织（WHO）把毒品定义为当被活的生物体摄入时，可能改变其一项或多项功能的物质。

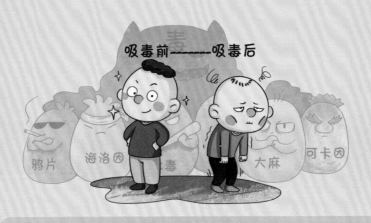

吸毒前------吸毒后

鸦片　海洛因　毒　大麻　可卡因

毒品的本质和内涵有以下三个特点：

（1）毒品的概念突出了毒品对人体造成的不良后果，是以后果为标准，而不是以具体哪一种物质为标准，认为凡是产生不良后果的物质经世界卫生组织认定皆可确认为毒品。

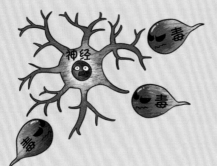

神经　毒　毒　毒

（2）在毒品对人体造成的后果中突出了神经系统症状。

（3）毒品的范畴包括天然材料，半合成、合成的麻醉品或精神药物。

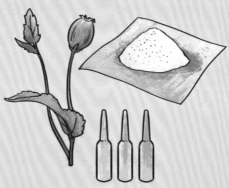

2 毒品分类

毒品种类繁多，范围很广，根据不同的标准，分类方法各有不同。

从毒品的来源看，可分为天然、半合成及合成毒品三大类。天然毒品是直接从毒品原植物中提取所得，如鸦片；半合成毒品是由天然毒品与化学物质合成而得，如海洛因；合成毒品是完全用有机合成的方法制造所得，如冰毒。

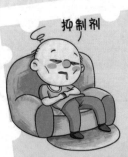

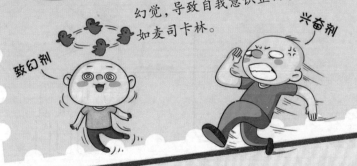

抑制剂

致幻剂

兴奋剂

从毒品对人中枢神经的作用看，可分为抑制剂、兴奋剂和致幻剂等。抑制剂能抑制中枢神经系统，具有镇静和放松作用，如鸦片类毒品。兴奋剂能刺激中枢神经系统，使人兴奋，如苯丙胺类毒品。致幻剂能使人产生幻觉，导致自我意识歪曲和思维分裂，如麦司卡林。

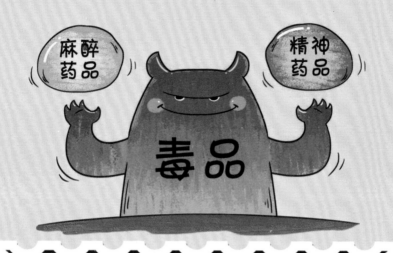

从毒品的自然属性看，可分为麻醉药品和精神药品。麻醉药品指对人的中枢神经有麻醉作用，连续使用易使人产生依赖性的药品，如鸦片类毒品。精神药品指直接作用于人的中枢神经系统，使人兴奋或抑制，连续使用能产生依赖性的药品，如苯丙胺类毒品。

从毒品流行的时间顺序看，可分为传统毒品和新型毒品。传统毒品一般指鸦片、海洛因、大麻等流行较早的毒品。新型毒品是相对传统毒品而言，主要指冰毒、摇头丸等人工化学合成的致幻剂、兴奋剂类毒品。

我是人工化学合成的！

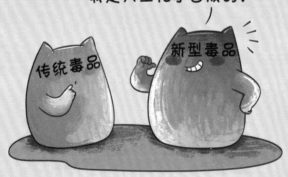

3 常见的毒品有哪些

目前世界上最常见的毒品主要有鸦片、大麻、吗啡、海洛因、可卡因、冰毒、麻古、氯胺酮等。

鸦片（opium）：医学名为"阿片"，俗称"大烟""烟土""阿芙蓉""烟膏"等，是从罂粟植株中提取出来的一种棕褐色或黑色膏状物。鸦片膏中含多达40种生物碱，主要是吗啡，含量为4%～21%，其他含量较多的生物碱包括可待因、蒂巴因、那可汀和罂粟碱。长期吸食鸦片会导致人体质衰弱、精神颓废、易感染疾病，过量吸食还会导致中毒或猝死。滥用方式一般为抽吸。

鸦片

大麻（*Cannabis sativa* L.）：大麻是一年生植物，含有400多种化学物质，其中有60多种化学特性相似，被统称为大麻素。通常用于吸食的大麻是指"印度大麻"，它包括大麻的叶和花。长期吸食大麻会使人悲观厌世，机体功能出现异常，还会导致精神病等疾病，一些吸食者甚至会变得抑郁而自杀。

大麻

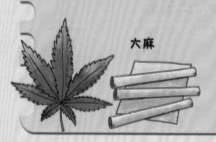

吗啡（morphine）：纯品吗啡系白色结晶或白色结晶性粉末，有苦味，遇光易变质，溶于水，略溶于乙醇，是鸦片中最主要的生物碱，其中毒症状、成瘾症状及戒断症状多与鸦片相似。长期吸食吗啡会使人精神失常、嗜睡、思维异常、机体功能异常，吸食过量会导致猝死。

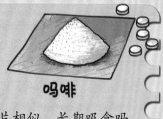

吗啡

海洛因（heroin，diacetylmorphine）：化学名称为二乙酰吗啡，俗称白粉，纯品为白色柱状结晶或结晶性粉末，被称为"世界毒品之王"，其致死量为 0.12 ～ 0.15 克，仅一次吸用就可产生心理依赖性，极难戒断。海洛因对人的身心健康危害极大，长期吸食、注射海洛因可使人格解体、心理变态和寿命减少，尤其对神经系统伤害最为明显。滥用方式有鼻吸、抽吸、皮下注射和静脉注射等。

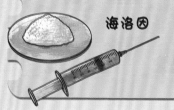

海洛因

可卡因（cocaine）：是从南美灌木古柯叶中提取出来的生物碱。可卡因纯品（即可卡因碱）为无色或白色薄片晶体或粉末，味苦而麻，有辣痛和麻痹感，是最强的天然中枢兴奋剂。常见的可卡因盐类主要有盐酸可卡因和硫酸可卡因。盐酸可卡因为无色晶体或白色结晶性粉末，味苦，置舌尖上能引起麻木感。可卡因对免疫系统、心血管系统、消化系统和泌尿生殖系统等具有损伤作用，吸食还会造成精神病等疾病，吸食者有自残和攻击他人的倾向。滥用方式为鼻吸、烫吸和静脉注射。

可卡因

冰毒（methamphetamine）：又名甲基苯丙胺、去氧麻黄碱、甲基安非他明。甲基苯丙胺纯品无色、透明，味微苦，常见的固体是甲基苯丙胺盐酸盐，呈透明结晶体状，形似冰，所以又名"冰毒"。吸食甲基苯丙胺对中枢神经具有强烈的刺激作用，也会对心血管系统等造成损害。长期吸食可使人产生强烈的依赖性，戒断症状强烈，如精神抑郁、高度疲劳等。滥用方式为烫吸、口服、鼻吸、静脉注射。

麻古：是泰语的音译，即含甲基苯丙胺的片剂，又称麻谷、麻果。麻古的平均质量为 70 ~ 90 毫克，直径为 5 ~ 6 毫米，片剂表面通常刻有"WY""888"等，也有少数无刻痕的麻古。麻古颜色以暗红色为主，还有鲜红、粉红、紫红、绿色、淡绿、橙色、棕色等多种颜色。因麻古的主要毒性成分是甲基苯丙胺，所以其毒性、滥用症状、体内代谢过程与冰毒相同。

摇头丸：一般指含有3,4-亚甲基二氧甲基苯丙胺（MDMA）、3,4-亚甲二氧基苯丙胺（MDA）等致幻性苯丙胺类兴奋剂成分的片剂和丸剂。服用后主要表现为活动过度、摇头扭腰、嗜舞、妄想、不知羞耻、性冲动及幻觉和暴力倾向，故俗称为"摇头丸"，滥用方式以口服、鼻吸、静脉注射为主。

氯胺酮（ketamine）：俗称K仔、K粉。氯胺酮纯品（即氯胺酮碱）为白色粉末。市面上常见的是外消旋氯胺酮盐酸盐，为白色结晶粉末。在医学临床上一般作为麻醉剂使用。吸食过量或长期吸食，对心脏、肺、神经都会造成致命损伤，对中枢神经的损伤程度高于冰毒。滥用方式为鼻吸，也有将氯胺酮溶入饮料等液体或制成片剂口服，还有少数滥用方式为静脉注射、肌肉注射等。

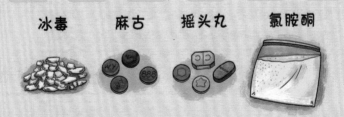

冰毒　　麻古　　摇头丸　　氯胺酮

毒品和精神活性物质是一个概念吗

精神活性物质是指人摄入后作用于中枢神经系统，影响思维、情感、意志行为等心理过程并具较强成瘾性的化合物。新精神活性物质又称第三代毒品、"实验室毒品"，是不法分子为逃避打击而对管制毒品进行化学结构修饰，或全新设计和筛选而获得的毒品类似物，具有与毒品相似或更强的危害。称其为第三代毒品，是相对于第一代传统毒品（海洛因、大麻等）和第二代传统合成毒品（冰毒、摇头丸）而言的。

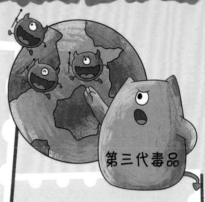

第三代毒品

从其性质上来看，精神活性物质属于存在药物滥用和成瘾可能性的麻醉药品或精神药品，本质上等同于毒品，具有与毒品相似或更强的致兴奋、致幻、麻醉等效果。不同之处在于目前流行的新精神活性物质基本上未列入各国法律监管范畴，利用法律监管的漏洞和滞后性得以在全球范围内迅速蔓延。

第三代毒品

5 什么是新型毒品

新型毒品从狭义角度讲，主要是相对于传统毒品海洛因、鸦片等阿片类毒品而言。从广义角度讲，新型毒品是相对于鸦片、海洛因、大麻和可卡因等麻醉药品而言，由人工化学合成的精神类药品或毒品，是由国际禁毒公约和我国法律法规所规定管制的、直接作用于人的中枢神经系统，使人兴奋或抑制，连续使用能使人产生依赖性的一类药品或毒品。

又研制出一种新型毒品~

新型毒品具有成瘾性强但身体依赖性相对较弱的特点，表现为滥用后容易上瘾，从尝试性使用很快就会进入到强迫性滥用阶段，但在突然停止使用后不出现显著的戒断症状。

根据新型毒品的毒理学性质，可以将其分为四类：第一类以刺激中枢兴奋作用为主，代表物质是包括甲基苯丙胺在内的苯丙胺类兴奋剂；第二类是致幻剂，包括植物提取的和化学合成的，代表物质有色胺类（如裸盖菇素）、麦角酰二乙胺（LSD）、苯烷胺类（如麦司卡林）和分离性麻醉剂（苯环己哌啶和氯胺酮）；第三类兼具兴奋和致幻作用，代表物质是3,4-亚甲基二氧甲基苯丙胺（MDMA）；第四类是一些以中枢抑制作用为主的物质，包括三唑仑、氟硝安定和γ-羟基丁丙酯。

新型毒品四大类

兴奋剂　致幻剂　兴奋+致幻　抑制剂

合成毒品和传统毒品的区别 6

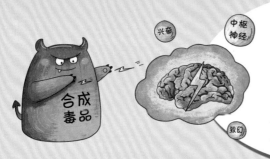

　　合成毒品，意指相对于传统毒品而言的一类化学合成毒品，它直接作用于人的中枢神经系统，可产生兴奋作用、致幻作用或中枢抑制作用。

　　合成毒品和传统毒品的区别主要体现在以下几个方面。

　　就毒品属性而言，传统毒品对人体以镇痛、镇静为主，属麻醉类毒品；合成毒品对人体神经系统起兴奋、抑制或致幻的作用，属精神类毒品。

　　就滥用方式而言，毒品吸食人员多采用吸烟式或注射等方法吸食传统毒品；而由于合成毒品大多为片剂或粉末，吸食者多采用口服或鼻吸式，吸食方式具有较强的隐蔽性。

　　就对人体的损伤来讲，传统毒品主要破坏人的免疫功能，损害心、肝、肾等脏器，过量使用导致呼吸衰竭而亡；合成毒品直接损害大脑细胞，导致神经中毒反应和精神分裂症状，过量服用将诱发急性精神障碍或急性心脑疾病。

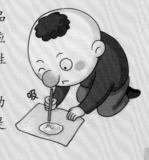

　　就戒断后的康复程度而言，以肺功能举例，如果设定肺功能正常状态下是

100，吸食传统毒品导致肺功能降至20，但通过治疗或一些辅助手段可以把肺功能恢复到80。如果复吸，肺功能将在80的基础上下降；而吸食合成毒品，对身体的危害具有不可逆转性，一旦肺功能降到20，无论采用什么手段，只能抑制其不再下降，目前还未发现较好的恢复治疗方法。

就犯罪时机而言，传统毒品吸食者，由于对毒品的强烈渴求，为了获取毒资而去杀人、抢劫、盗窃，一般是在吸食前犯罪；而合成毒品吸食者多是因为在吸食后会出现幻觉、极度的兴奋、抑郁等症状，导致行为失控造成暴力犯罪。另外，合成毒品还会激发人的性欲，滥用者有出现高危性行为的可能，从而增加了艾滋病与性病等通过性接触传播的风险。

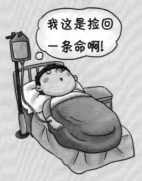

吸食传统毒品

相对于传统毒品，合成毒品由于是化学合成，更易生产，价格更低，携带和服用方便，经常以娱乐性为幌子，包装的迷惑性极强。但同等剂量的新型毒品比传统毒品的毒性和成瘾性更强烈，吸食后更容易造成犯罪，并且其目标消费者主要是生理和心理都还没有完全成熟的青少年，是专门吞噬青少年的恶魔，因此更需要严格管控。

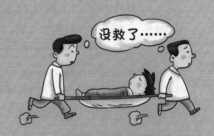

吸食合成毒品

药物滥用是否等于吸毒 7

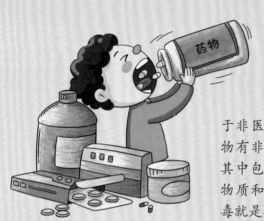

药物滥用与医疗需要无关，是指反复、大量地使用具有依赖性或依赖性潜力的药物，属于非医疗目的用药。滥用的药物有非医药制剂和医药制剂，其中包括禁止医疗使用的违禁物质和列入管制的药品。而吸毒就是指吸食毒品。

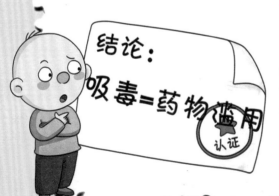

从定义来看，"药物滥用"与"吸毒"并无本质的区别。"药物滥用"是国际上对吸毒行为的通用术语，"吸毒"是我国对吸食毒品行为的通俗称谓。二者所指的都是出于非医疗需要和目的，长期采用某种方式超量使用具有成瘾性的违禁药品。因此，可将"吸毒"看作是"药物滥用"的俗称。

结论：
吸毒=药物滥用
认证

8 易被滥用成瘾的药物有哪些

最初，研究者是从药用的角度对毒品开展研究的，但药物均有其规定的适用症、用法及用量，一旦是为非正常需要而强迫性觅求，反复大量使用具有依赖性或依赖性潜力的某种药物，这些药物就失去了药品的本性变成毒品，不仅损害了服用者的身心健康，还可能造成社会问题和公共卫生问题。下面介绍几类我们生活中常见的易被滥用成瘾的药物。

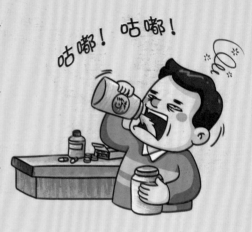

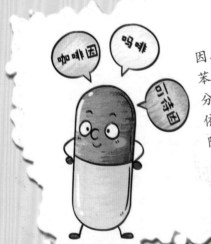

感冒药： 某些常用的感冒药，因其含有阿片、咖啡因、麻黄碱、苯巴比妥等麻醉药品或精神药品成分，长期连续服用容易积蓄并产生依赖性，这也是购买感冒药有数量限制的原因之一。代表性药品有复方盐酸伪麻黄碱缓释胶囊、氨酚伪麻片、白加黑等。

止咳类药物：常见的止咳药可能含有可待因等成分。可待因能作用于中枢神经系统，对咳嗽有一定疗效。但是如果长期、大量、连续地服用，可导致精神依赖和身体依赖等"上瘾"症状，不仅损害人的身体健康，还可引发严重的社会问题。因此，此类止咳药应该在医生的指导下，严格按照剂量和疗程服用，不可滥用。代表性药物有联邦止咳露、复方甘草片等。

麻醉性止痛药：麻醉性止痛药是以吗啡为代表的一类止痛药。吗啡是从鸦片中提炼出来的药物，在现有的止痛药中止痛作用效果最佳。其最大的缺点是易成瘾，用药后可能会形成恶性循环，即使是小剂量应用1～2周都可能使人上瘾。代表性药物有盐酸曲马多、美沙酮、杜冷丁、阿度那、可待因、扑热息痛等。

9 止咳药水变"祸水"

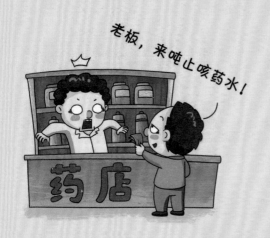

老板，来吨止咳药水！

止咳药水主要成分是磷酸可待因、盐酸麻黄碱等。其中，可待因或者麻黄碱的成分，可以刺激中枢神经，起到止咳、镇痛、镇静的作用，大剂量服用会产生快感和幻觉，长期饮用易上瘾。止咳药水价格比较低，而且购买比较方便，滥用现象较为严重。

止咳药水成瘾的患者，不仅会出现牙齿变黄、全身大汗淋漓、坐立不安等症状，其内脏也会受到损害，甚至会出现被迫害等幻觉。服用者往往最终转为吸海洛因才能满足毒瘾。滥用可导致抽筋、神智失常、中毒性精神病、昏迷、心跳停止及呼吸停顿，导致窒息死亡。

国家食品药品监管总局、公安部、国家卫生计生委 2015 年第 10 号公告决定将含有可待因的复方口服液体制剂（包括口服溶液剂、糖浆剂）列入第二类精神药品管理。防止止咳药水等药物的滥用，不仅需要药品监管部门加强监管，更需要全社会、各部门的共同努力，不让止咳药水变"祸水"。

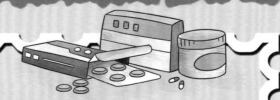

如前所述，生活中某些常用的感冒药，因其含有阿片、咖啡因、麻黄碱、苯巴比妥等麻醉药品或精神药品成分，长期服用容易积蓄并产生依赖性。如白加黑、日夜百服咛、新康泰克等均含有麻黄碱，一些不法分子大量购买，从中提取麻黄碱来制作冰毒，牟取暴利的同时对社会造成了巨大的危害。感冒药本是用来缓解感冒症状的，一旦经非正当途径使用就成了违禁品。

目前，国家对这些药物已经进行了严格管制，将其列入了我国的处方药，须持执业医师开具的处方，才能在药店购买，且数量有限。

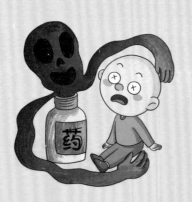

此前有人因携带康泰克入境而遭到逮捕，因而出境人员在出国前应提前了解有关国家的海关规定，在允许的范围内选择所携药品的品种和数量。如因治疗自身疾病必须携带某些药品时，应请医生开具处方，并备齐药品的外文说明书和购药发票。

11 披上"马甲"的毒品

比被毒品诱惑更可怕的，是很多受害者在不知不觉中沾染上毒品。不法分子为了牟利，给毒品披上了各式各样的"马甲"来迷惑大众，使其具有极强的伪装性、迷惑性和时尚性，给监管执法带来难度。这里介绍几种市场上出现的伪装性极强的新型毒品。

"迷幻蘑菇"外形如黄色的干蘑菇，实际上其迷幻成分主要是由一种含毒性的菌类植物"毒蝇伞"制成，人吸食后会产生强烈的幻觉。

"曲奇饼干"外表与某款饼干无异，但里面夹杂着绿色的物质。打开包装袋会有异味，其中含大麻。

"巧克力"是犯罪分子用大麻熬成的油掺制而成的，其外表与巧克力无异，但包装简陋粗糙。

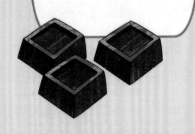

"神仙水"成分复杂，是冰毒等多种毒品的混合物，因其名字好听而被当成"富人毒品"，常见于沿海城市，还被称为"法拉利水"和"美人水"等。

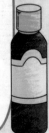

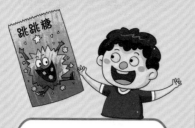

　　"跳跳糖"，遇水即溶、即冲即饮，与各种饮品混合后口味都不发生变化。此新型毒品后劲很强，喝一次大脑两天都会处于兴奋当中。

　　"可乐"主要成分为氯胺酮，吸食微量就会致人产生幻觉，引起发狂症状。与冰毒相比，"可乐"的售价要高出10倍，吸食方法不同，对人体的危害也更大。

　　"奶茶"以粉末状为主，与普通的咖啡、奶茶类似，分别用咖啡袋、茶叶袋包装，仅用开水调和即可食用，多为冰毒和K粉混合制成，是一种把各种合成毒品混合在一起的混合类毒品。

　　"彩虹烟"的外形与平日看到的香烟类似，其中混杂的毒品成分不明，可能对人体的危害更大。在吸食"彩虹烟"的时候会产生色彩斑斓的烟雾，甚至还散发香气。

　　"小树枝"又名"雅典娜小树枝""维纳斯香薰""派对小树枝"等，经国家毒品检测，其含有我国管制的合成大麻素 MDMB-CHMICA，经专家论证，1克 MDMB-CHMICA 的依赖性潜力相当于 10.5 克海洛因，吸食可致幻。

12 一夜爆红的"芬太尼"究竟是什么

芬太尼（Fentanyl）是一种化学合成的阿片类药物，可作用于生物体内的阿片受体，有麻醉和镇痛作用，其作用机理类似于吗啡，但效果可达吗啡的 100 倍，1 克芬太尼相当于 40 克海洛因。

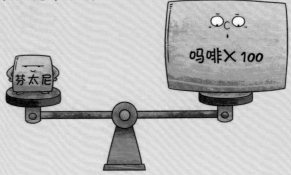

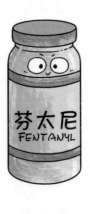

芬太尼常用于中到重度疼痛治疗，现已被广泛应用于手术麻醉诱导、缓解癌痛和术程疼痛，是全球管制的麻醉药品。由于该类物质能产生欣快感，常被作为毒品滥用，其成瘾性和依赖性很强，很难戒断，大剂量使用还可导致昏迷、呼吸抑制甚至死亡。美国已经出现上万起滥用芬太尼物质致死案例。

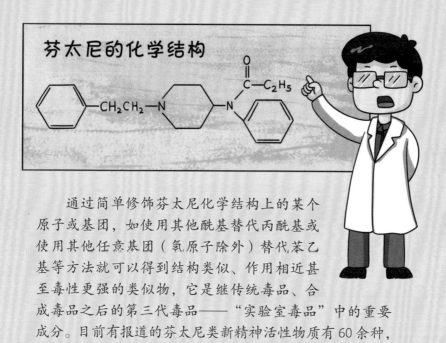

芬太尼的化学结构

通过简单修饰芬太尼化学结构上的某个原子或基团，如使用其他酰基替代丙酰基或使用其他任意基团（氢原子除外）替代苯乙基等方法就可以得到结构类似、作用相近甚至毒性更强的类似物，它是继传统毒品、合成毒品之后的第三代毒品——"实验室毒品"中的重要成分。目前有报道的芬太尼类新精神活性物质有60余种，我国已列出并管制了卡芬太尼、呋喃芬太尼等25种，涵盖了《国际禁毒公约》管制的全部芬太尼类物质。

从合成目的来看，第三代毒品的合成本身就带有规避法规的属性。其种类变化极快，境内外的"绝命毒师"们为逃避打击，一旦发现某品种被列入管制，就会在短时间内研制出新的非列管新精神活性物质。还有些人会改变过去照单生产的固有模式，开始自主研发非列管品种并向外推销。新替代品的研发在和列管的速度赛跑，这给毒品的管制带来很大的困难。

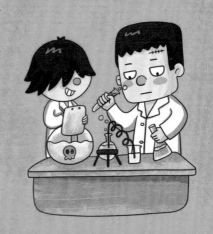

13 尿检都检测不出来的"蓝精灵"

氟硝西泮，本是一款进口处方药，溶于水后液体呈淡蓝色，故又被称作"蓝精灵"。资料显示，氟硝西泮有安眠、镇静、遗忘和肌肉松弛等作用，其中遗忘和安眠的作用最为明显。服用氟硝西泮后，人体会产生"顺行性遗忘症"，失去对近期发生事情的记忆。而当氟硝西泮和酒精混合使用时，会使人神经兴奋，产生幻觉，并像吸食冰毒等毒品一样，容易使人上瘾、产生强烈的依赖性。氟硝西泮已列入《精神药品品种目录（2013 年版）》二类药品目录。

"蓝精灵"属于新精神活性物质，作为第三代毒品，其危害是第一代毒品的 1 000 倍，对人体的健康危害极大，但其伪装性极强，不易被发现，常规尿检检测不出来，给毒品检测提出了新的挑战。

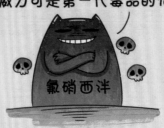

笑气本质为氧化亚氮（N_2O），是一种无色有甜味的气体，有轻微麻醉作用，因此可以作为医用麻醉剂使用。笑气并不会让人发笑，只是会使人面部肌肉失控，形成一个诡异的犹如痴呆的笑容，因此被称为笑气。

笑气作为轻微的麻醉剂本身不会危害人体健康，但是定期摄入笑气会导致人体缺氧，长期吸食可能引起高血压、晕厥，甚至心脏病发作。长期接触此类气体还可引起贫血及中枢神经系统损害等。如果超量摄入，很可能因为缺氧导致窒息死亡，所以可将其看作有特殊性质的"伪毒品"。

由于笑气不属于法定的新型毒品，无论是在制度上，还是在市场上，都处于没有管控的状态，很多青少年为追求时髦或出于好奇而接触笑气，走上了滥用笑气的不归路。人们需要从笑气的生产流通源头和寻求更有针对性的法律依据等方面入手管控笑气，同时公众也要对笑气提高警惕和自控力。

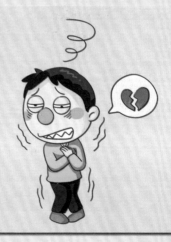

15 怎么区分调料中的草果、白豆蔻和罂粟壳

　　草果和白豆蔻均为重要的调味料，但二者在外观上与罂粟相近，长期以来，社会上都流传着火锅店老板在汤里加罂粟壳让食客上瘾的传言。这里我们就从外观上来区分一下这三种植物。

　　草果的果实呈两头稍尖的椭球形，截面略呈三棱形，而且表面有很多凸凹不平的沟槽。果实内部含有几十粒聚在一团、有棱有角的如小黑石子一般的种子。

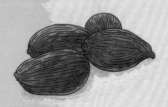

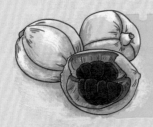

　　白豆蔻的果实颜色较浅，外形呈现明显的三棱状，而且易于开裂，露出里面深褐色的种子。

　　罂粟的果实圆而光滑，好似一个瓦罐，里面装着如小米一般的种子。在它的顶端，圆盘状的残留柱头呈放射状排列，这些柱头看起来好像一顶皇冠。当罂粟果实成熟时，这些柱头会裂开，褐色的种子就从中掉落出来。

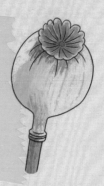

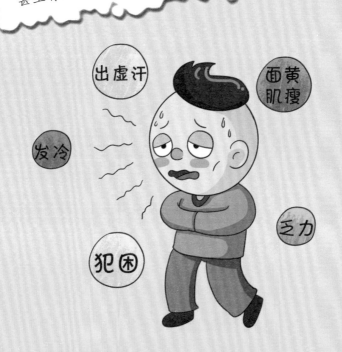

罂粟壳为传统中药饮片，含有吗啡和可待因等生物碱，具有麻醉性、毒性和成瘾性。近年来，我国出现个别商家将罂粟壳掺到火锅底料、卤肉制品、饮料中吸引顾客的情况。消费者初次食用这些食品后一般会出现心跳加快、脸微红、口感舒服、入睡困难等现象，长期食用会出现发冷、出虚汗、乏力、面黄肌瘦、犯困等症状，严重时可能危害神经系统、消化系统、内分泌系统，甚至有人会因呼吸停止而死亡。

出虚汗

面黄肌瘦

发冷

乏力

犯困

16 什么是易制毒化学品

易制毒化学品是指国家规定管制的可用于制造毒品的前体、原料和化学助剂等物质，也就是指国家规定管制的可用于制造麻醉药品和精神药品的原料和配剂。这些化学品既广泛应用于工农业生产和我们的日常生活，又可能流入非法渠道用于制造毒品。

根据《易制毒化学品管理条例》（2005年8月26日国务院令第445号公布，2018年9月18日第三次修订），目前我国列管了三类易制毒化学品。

第一类主要是用于制造毒品的原料，包括3,4-亚甲基二氧苯基-2-丙酮，1-苯基-2-丙酮，胡椒醛，黄樟素，黄樟油，异黄樟素，N-乙酰邻氨基苯酸，邻氨基苯甲酸，麦角酸，麦角胺，麦角新碱，麻黄素、伪麻黄素、消旋麻黄素、去甲麻黄素、甲基麻黄素、麻黄浸膏、麻黄浸膏粉等麻黄素类物质，N-苯乙基-4-哌啶酮，4-苯胺基-N-苯乙基哌啶，N-甲基-1-苯基-1-氯-2-丙胺，羟亚胺，1-苯基-2-溴-1-丙酮，3-氧-2-苯基丁腈，邻氯苯基环戊酮共计19种。

第二类包括苯乙酸、醋酸酐、三氯甲烷、乙醚、哌啶、1-苯基-1-丙酮、溴素7种制造毒品的配剂。

第三类包括甲苯、丙酮、甲基乙基酮、高锰酸钾、硫酸、盐酸6种制造毒品的配剂。

无论是大麻、可卡因等天然植物毒品，还是冰毒、摇头丸等合成化学毒品，其加工都离不开易制毒化学品，从某种意义上说，没有易制毒化学品就没有毒品，所以要对易制毒化学品进行严格的管理，防止其被不法分子利用。

吸胶水、吸蚂蚁、吸巧克力又是什么

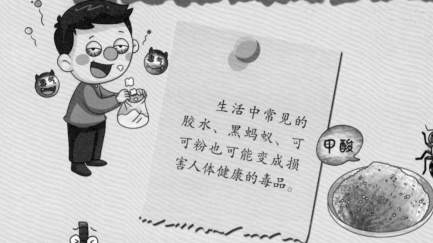

毒气

甲酸

生活中常见的胶水、黑蚂蚁、可可粉也可能变成损害人体健康的毒品。

吸食强力胶使很多青少年染指毒品。强力胶容易获得，价格便宜，携带方便且不违法。吸胶水在毒品圈内被称为"嗅胶"，胶水里的有毒气体可以暂时麻痹神经，吸食强力胶就像是吸食毒品，久而久之会产生极大的危害，甚至猝死。

吸蚂蚁是将黑蚂蚁捉住后，将其碾碎，裹在烟叶里或者放进烟斗吸食，蚂蚁中含有甲酸，当甲酸被加热的时候会产生有毒的气体，吸入蚂蚁烟雾会产生类似吸食大麻出现的幻觉，造成肺纤维化和肾衰竭，以及其他不可愈的神经系统损伤。

27

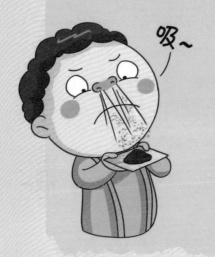

吸~

鼻吸巧克力是一种用鼻子吸的可可粉，会产生强烈的香味麻痹大脑，使人产生愉悦。可可粉吸入鼻腔很容易伤害鼻内细胞膜，影响鼻咽部的正常功能，造成阻塞、呼吸困难、窒息、睡眠呼吸中止症等，严重的甚至引发心脏病致死。

吸食胶水、黑蚂蚁、巧克力后产生的快感会导致吸食者对这些物品产生依赖性，严重的话会导致其吸食真正的毒品。我们在平时生活中要提高警惕，认清危害，拒绝毒品。

我要尝尝真正的毒品

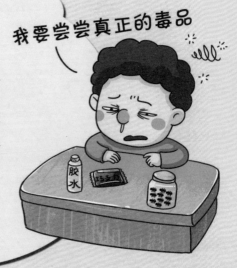

世界主要毒源地 18

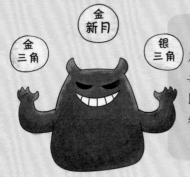

世界上三大毒源地指的是"金三角""金新月"和"银三角"。世界的毒品种植和生产主要集中在这三个地区，"金三角"和"金新月"主要生产鸦片和海洛因，地处东南亚和西南亚。"银三角"主产可卡因，地处南美地区。

"金三角"是指地处东南亚泰国、缅甸和老挝三国边境地区的一个三角地带，面积覆盖这三个国家的大小村镇3 000多个。"金三角"是全球20%鸦片的供应源头，每年经过"金三角"地区贩运的海洛因占世界总量的60%～70%，该地区海洛因的年生产能力能满足全球海洛因两年的消费量。

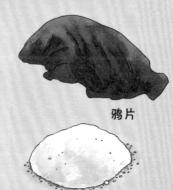

鸦片

海洛因

"金新月"地处阿富汗、巴基斯坦和伊朗三国的交界地带，该地区主要种植大麻和罂粟，产量很高，阿富汗罂粟种植占全球种植总面积的75%，同时这里出产的海洛因纯度极高，几乎达到80%以上。"金新月"拥有独特的地理优势，导致该区域出产的毒品容易出境，曾经一度超越"金三角"成为连接欧亚毒品贸易的纽带。

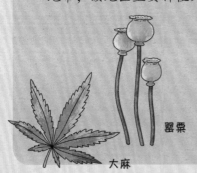

罂粟

大麻

29

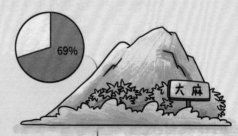

　　"银三角"是指拉丁美洲毒品产量集中的哥伦比亚、秘鲁、玻利维亚和巴西所在的安第斯山和亚马孙地区，主要盛产可卡因、大麻等毒品。世界大部分可卡因来自哥伦比亚，2016年占全球古柯种植总面积的近69%。

　　除以上介绍的三大毒源地外，非洲新崛起的"黑三角"成为又一大毒品基地，主要产品是大麻，其范围包括尼日利亚、加纳、肯尼亚、苏丹和南非等五国接壤的边境地带。在非洲，大麻是种植、贩运和滥用的主要毒品。仅南非的大麻种植面积就超过了8.2万公顷。此外，非洲还是世界毒品贩运活动的主要中转站，摩洛哥则是从非洲将大麻运往欧洲毒品市场的主要集散地。无论是来自非洲"黑三角"的大麻，还是来自亚洲的"金三角""金新月"的鸦片、海洛因等毒品，都是大批量地经过非洲许多国家的海港、机场和公路运往欧洲和世界其他地区。

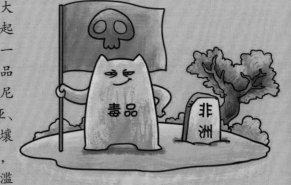

全球毒情 19

从吸毒人群总数和占世界人口的比例来看，世界各地的吸毒现象一直在增多。2009年吸毒人口估计约2.1亿，占全球15～64岁人口的4.8%，而2018年估计吸毒人口约2.69亿，占全球15～64岁人口的

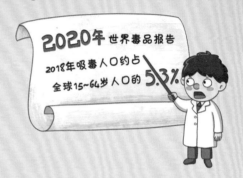

5.3%，在过去二十年，发达国家吸毒情况的增长速度为7%，发展中国家的增长速度为28%，远远快于发达国家。青少年和年轻成年人在吸毒者中所占比例最大。

大麻是吸毒人群最常使用的毒品，阿片类毒品则是危害最大的毒品。据估计，2018年使用大麻的有1.92亿人，使之成为全球使用最多的毒品；使用阿片类毒品的有5 800万人，但在2017年因吸毒而导致死亡的人，有66%是阿片类毒品造成的，约11.02万人。

合成类阿片的非医疗使用加剧了公共卫生危机。在西非、中非和北非，使用最多的是曲马多，近年来，非医疗用途使用量大幅增长；而在北美，更多地使用芬太尼类物质，2018年，在美国登记的67 367例毒品过量死亡中，有三分之二涉及芬太尼。造成这种全球危机的原因主要有这些物质制造简单和生产成本低，此外，还有对曲马多和许多芬太尼类似物或前体缺乏国际监管。

兴奋剂的使用不断增多。兴奋剂领域以可卡因和甲基苯丙胺为主。2018年使用可卡因的约有1 900万人，在北美和西欧使用较多；使用苯丙胺的约有2 700万人，多在东南亚和北美。

非医疗使用的处方药正在成为世界各地的一大威胁。在北美洲，非法来源的芬太尼与海洛因等其他毒品的共同使用，造成了空前的致死量；在欧洲，有报告称非医疗使用的美沙酮、丁丙诺啡、芬太尼被非法使用；在西非和北非以及近东、中东国家，不受管制的医药类阿片曲马多引起人们的广泛关注。

新精神活性物质作为合成毒品被滥用，导致全球制毒前体物需求激增，易制毒化学品流失风险加大。为逃避管制政策，不法分子不断开发寻购非列管化学品作为替代前体，导致大量非列管化学品流入制毒渠道。

可获得的海洛因和可卡因等毒品与新精神活性物质长期共存，处方药的非医疗使用日益增加（从合法渠道转用或非法制造），吸毒者可获得的毒品和混合物质范围之广前所未有。此外，一些国家和地区大麻的"合法化"，加剧了大麻在全球的蔓延，对现有国际禁毒政策产生冲击，加大了全球毒品治理的复杂程度。

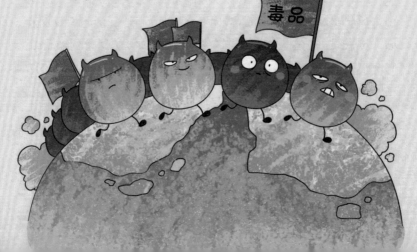

目前我国毒品滥用呈现出
"一高、一低、三覆盖"的局面，
即合成毒品滥用人数升高，海洛
因等传统毒品滥用人数下降，吸
毒人群覆盖不同年龄、不
同文化、不同职业背景。

从年龄结构来讲，据《2018年中国毒品形势报告》，
我国现有的吸毒人群占全国总人口数的0.18%。据统计，
截至2018年年底，全国现有吸毒人员240.4万人（不含
戒断三年未发现复吸人数、死亡人数和离境人数）。其
中，35岁以上114.5万，占47.6%；18～35岁125万，
占52%；18岁以下1万，占0.4%。
从上述数据可以看出，吸毒人群
呈低龄化的趋势，青少年由于心
理防线薄弱，明辨是
非能力较弱，好奇心
强，更易沾染毒品。

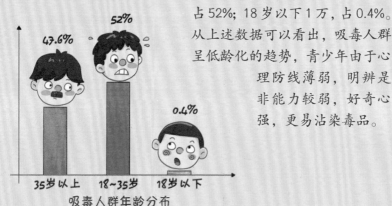

吸毒人群年龄分布

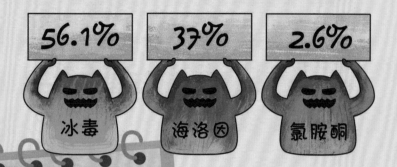

56.1% 冰毒

37% 海洛因

2.6% 氯胺酮

从滥用毒品种类来看，在 240.4 万名现有吸毒人员中，滥用冰毒人员 135 万，占 56.1%，冰毒已取代海洛因成为我国滥用人数最多的毒品；滥用海洛因人员 88.9 万，占 37%；滥用氯胺酮人员 6.3 万，占 2.6%。大麻滥用继续呈上升趋势，截至 2018 年年底，全国滥用大麻人员为 2.4 万。

吸毒的高危人群是指容易沾染毒品的重点人群。我国沾染毒品的高危人群，从年龄来分，以青少年为主；按职业来分，以无业人员、个体户和流动人口居多；按文化层次来分，文化素质低的占多数。但近些年，在华外籍人员、有境外学习或工作经历人员及娱乐圈演艺人员滥用毒品现象出现增多的趋势。

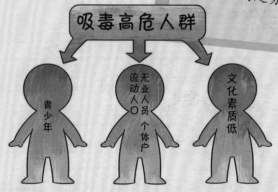

吸毒高危人群

青少年

流动人口 无业人员 个体户

文化素质低

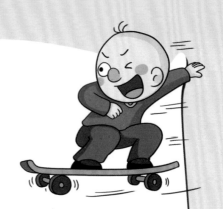

　　每年的禁毒报告显示，吸毒人员人群结构呈年轻化趋势，越来越多的青少年沾染上毒品。青少年吸毒的原因千奇百怪，有的是因为无知，有的是出于好奇、寻求刺激，有的是被他人引诱。青少年处于人生发展的黄金阶段，但这个时期，他们的心理和生理都不成熟，极易受到外界环境的影响，稍有不慎就会误入歧途。因此，加强对青少年的禁毒预防教育工作显得尤为重要。

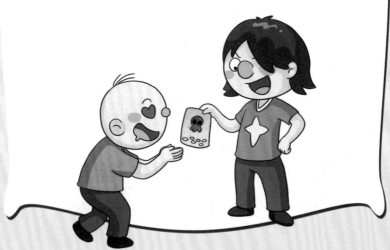

从青少年自身的心理状况来讲，心理承受能力差、虚荣心强、逆反心理强、道德观念薄弱、好奇心强的青少年比较容易沾染毒品。据调查，青少年会选择交朋友、去娱乐场所等方式寻求释放、缓解压力，而有些娱乐场所打着"清吧""桌游""私人会所"等幌子从事非法涉毒交易，这些青少年在不知情的情况下被毒贩诱骗或者朋友推荐等不知不觉沾染上毒品。有些青少年为满足自己的虚荣心，追求时尚，去做一些别人不敢做的事情；逆反心理强的青少年往往对正面教育充耳不闻，偏偏去尝试不应该做的事情；道德观念薄弱、缺乏责任心的青少年多行事草率，不计后果，容易沾染毒品。还有一些青少年完全不知道毒品的危害，在好奇心的驱使下尝试了毒品。他们往往对自身的自制力、自控力过于自信，自以为能不上瘾。不了解毒品的成瘾机制，将最终为自己的愚蠢付出代价。

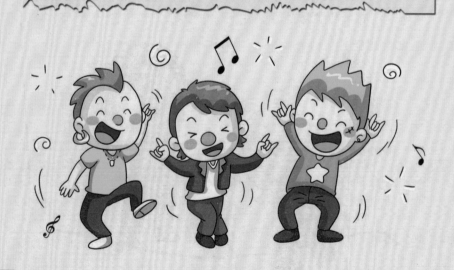

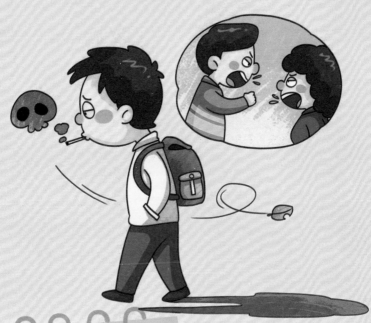

就青少年的文化水平和工作状况而言，文化水平低、职业不稳定、社会交友滥的青少年更易沾染毒品。文化水平限制了青少年对毒品的理智思考和对吸毒危害的科学认识，吸毒往往是盲目、冲动的。一些青少年由于无固定职业，无稳定生活来源，整天游手好闲，交友过滥，易被毒贩利用，走上吸食毒品甚至"以贩养吸"的不归路。

就青少年的成长环境而言，缺乏家庭关爱的青少年更易沾染毒品。有些青少年虽然外表成熟，看上去像个大人，但其实心理上还很稚嫩，当家庭关爱不足时，家长疏于引导或教育方式不正确，青少年会产生压力和困惑，容易接触毒品。

22 毒品泛滥的高危场所

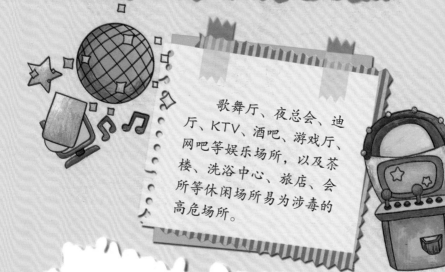

歌舞厅、夜总会、迪厅、KTV、酒吧、游戏厅、网吧等娱乐场所，以及茶楼、洗浴中心、旅店、会所等休闲场所易为涉毒的高危场所。

物质生活水平的提高使得人们喜欢追求聚集、享受和刺激的生活，娱乐和休闲场所成为人们消费的重要场所。这些场所人员流动大，毒品交易者热衷于利用这些场所进行隐秘的地下交易活动。部分娱乐场所经营者为了招揽生意、刺激消费和提高人气，对毒品交易和消费行为睁一只眼闭一只眼，不但包庇、纵容贩卖和吸食毒品的行为，甚至与毒贩勾结，在缉毒人员检查时通风报信。在这些娱乐场所内进行的毒品交易多为零散交易，需要多人在娱乐场所中以"分销"方式贩售毒品，这种方式具有机动、交易简便快捷等特点，增加了打击毒品犯罪活动的难度。

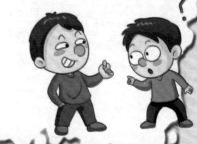

如何一眼识破"吸毒脸"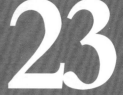

众所周知，吸毒时间越短越易戒掉，因此若能早点发现身边的人在吸毒，或许就能阻止其在毒品的泥潭里越陷越深，避免悲剧上演。因此，快速辨别身边人是否吸毒显得尤为重要，而最直接的方式是从面部识别。

正常人的眼神充满活力，但是吸毒者的眼神看上去有些呆滞、迟钝、无神，缺乏活力，长期吸毒还会造成瞳孔收缩，一些人会在不适当的场合佩戴太阳镜等进行遮掩。由于毒品的兴奋作用，吸毒者经常几天几夜不睡觉，面色灰暗，黑眼圈明显，眼窝深陷。

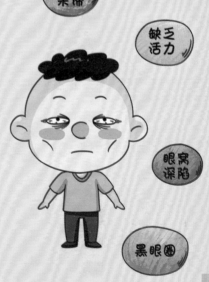

目光呆滞

缺乏活力

眼窝深陷

黑眼圈

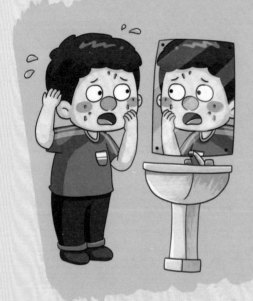

　　长期吸毒会使皮肤出现问题。以冰毒为例，由于冰毒的刺激性很强，长期吸食使体内毒素堆积，会使脸上长痘，甚至背部生疮，严重的会产生溃烂，俗称"冰疮"。

　　常年吸毒会使吸毒者由于营养不良而看起来骨瘦如柴，肌肉松弛，容貌迅速苍老、憔悴。吸食冰毒还会因唾液分泌减少，无法中和口腔内的酸性物质，导致口腔损伤、牙龈血管收缩，出现磨牙等后遗症。

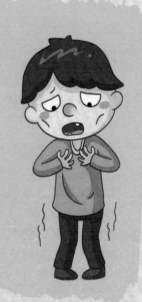

随着科技的进步，缉毒警察不断破解毒贩的贩毒手法，但与此同时，毒贩藏毒的方法也在不断变化，五花八门。

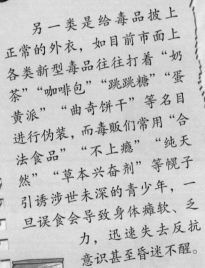

一类藏毒方式是将其藏在日常使用的物品内，如在行李箱的夹层内藏毒，将毒品藏在未开封的面膜盒子内、越野车车门槛的夹层内、轮胎内，甚至核桃、南瓜、咖啡、书籍、内裤、鞋底都成了毒贩藏毒的地方。

另一类是给毒品披上正常的外衣，如目前市面上各类新型毒品往往打着"奶茶""咖啡包""跳跳糖""蛋黄派""曲奇饼干"等名目进行伪装，而毒贩们常用"合法食品""不上瘾""纯天然""草本兴奋剂"等幌子引诱涉世未深的青少年，一旦误食会导致身体瘫软、乏力，迅速失去反抗意识甚至昏迷不醒。

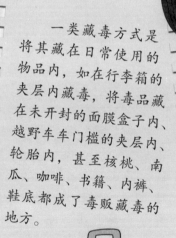

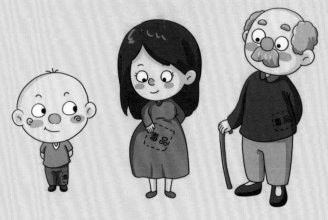

　　此外，还有人体藏毒，毒贩通常会物色未成年人、孕妇、哺乳期妇女和老人等特殊人群，利用人体作为载体，实现毒品运送的目的。藏毒方式可分为体外藏毒和体内藏毒两种方式。体外藏毒手段是利用衣物、鞋子等藏毒或者将毒品捆绑在胸部、腹部、腿部等；体内藏毒是通过吞服或者塞入等方式将毒品藏于体内，到目的地后再排出。

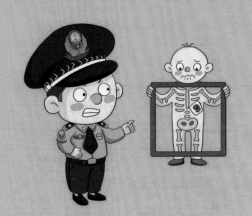

　　藏毒方式千奇百怪，花样百出，但都不会逃过缉毒天网。面对毒贩层出不穷的藏毒伎俩，缉毒警察也在不断总结经验，练就"火眼金睛"，不断提高打击毒品犯罪的能力。

第二章

环境中的毒品

25 毒品在环境中的分布

毒品在水环境中的存在最为普遍，其广泛分布于全球范围内的污水处理厂进水和出水、地表水、地下水、海水、饮用水水源地甚至自来水中。据调查发现，各国地表水中检出的毒品浓度多数在 $10^{-12} \sim 10^{-9}$ 克/升。

污泥和沉积物中也存在相当量的毒品，但却很少受到关注。资料显示，奥地利城市污水处理厂污泥中苯丙胺的浓度为每千克 $5 \sim 300$ 微克；美国洛杉矶污水处理厂生物固体中甲基苯丙胺的干重为每千克 4 微克。另外许多地区在沉积物中也发现了吗啡和美沙酮的踪迹。

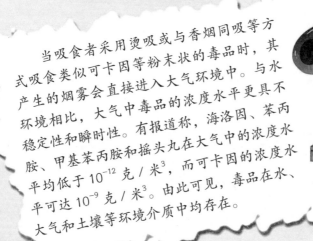

当吸食者采用烫吸或与香烟同吸等方式吸食类似可卡因等粉末状的毒品时，其产生的烟雾会直接进入大气环境中。与水环境相比，大气中毒品的浓度水平更具不稳定性和瞬时性。有报道称，海洛因、苯丙胺、甲基苯丙胺和摇头丸在大气中的浓度水平均低于 10^{-12} 克/米^3，而可卡因的浓度水平可达 10^{-9} 克/米^3。由此可见，毒品在水、大气和土壤等环境介质中均存在。

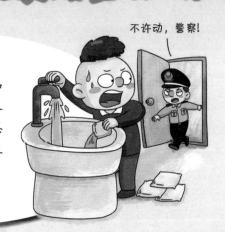

毒品怎么进入水环境 26

水环境中的毒品严重危害水生生物及人类健康，那么毒品是怎么进入水体中的呢？主要有以下几种方式：

不许动，警察！

1

毒品经人类注射或吸食后，经过人体新陈代谢后通常会以母体化合物或其代谢物的形式排出体外，再经由下水道系统进入当地的污水处理系统，而传统的污水处理工艺并不能完全去除水体中的毒品，因此毒品经由污水处理系统处理后，经过水循环等途径最终进入地表水、地下水甚至饮用水中。

2

由于公安机关对制毒、贩毒和吸毒的严厉打击，部分制毒工厂工人、毒品贩卖者或毒品吸食者在紧急状况（如遇突击检查）下将毒品直接冲入下水道，造成毒品直接流入水体中。

3

由于管道或污水处理厂设备损坏破损，部分生活污水或医药废水直接泄漏到地表水或地下水等水环境中，从而进入其他水体中，导致各类水体中频繁检出毒品。

27 毒品对环境的影响

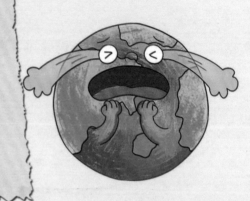

毒品对吸食者身体健康的危害不言而喻,那么毒品对环境会产生什么影响呢?

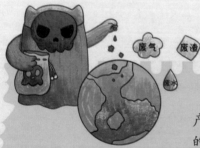

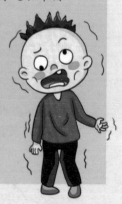

一方面,毒品在加工生产的过程中需要用到大量的化学试剂,制作过程中排放的废气、废水、废渣等物质均具有毒性,会对大气、水体以及土壤造成严重污染,是生态环境安全及人类健康的潜在杀手。如在海洛因的非法合成中,所使用的氯仿试剂能引起温室效应,使用的浓盐酸和氨水具有挥发性,会通过大气危害人体健康,产生的酸性废水直接排放会腐蚀管道、毒害农作物及水生生物,并最终影响人类健康。

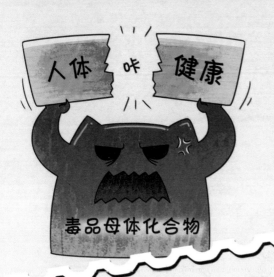

人体 咔 健康

毒品母体化合物

另一方面，毒品的母体化合物及其代谢物进入环境后也会对环境及人体健康造成潜在威胁。科学家发现苯丙胺的暴露会改变河流中细菌生物膜结构、浮游物生物量、细菌及硅藻群落组成，对河流的生态系统结构和功能均产生影响。更有研究发现，将章鱼暴露在含摇头丸的水中一段时间后，章鱼表现出类似于人类的行为，它们会大量地聚集在一起拥抱和接触彼此，这与人类吸食摇头丸之后的某些表现极为类似。

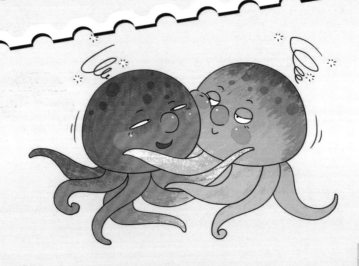

28 环境中毒品的检测方法

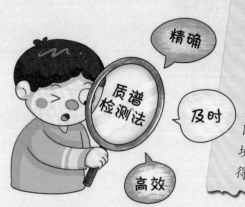

精确

质谱检测法

及时

高效

毒品由于难以挥发、不易被生物降解，同时具有较强的生物活性和极性等特点，对生态环境构成很大威胁。因此，快速科学地对环境中的毒品进行检测显得尤为重要。

目前常用的检测毒品的方法有：

1 质谱检测法，该方法分析痕量有机物具有极高的灵敏性和特异性，常与气相色谱或液相色谱联用来对污染物进行定性或定量分析，由于其精确性、及时性和高效性而在毒品检测及鉴定方面发展迅速，其应用也越来越广泛。

2 化学检测法，其检测原理是利用显色反应来判断，毒品中的某些特殊官能团与化学试剂反应会产生不同的颜色或结晶形态改变。其特点是检出速度快、廉价且易于操作，一般用于现场快速检测。

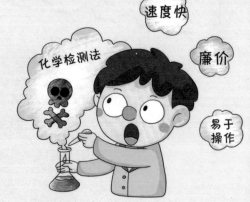

化学检测法

速度快

廉价

易于操作

3 光谱检测法，合成毒品都具有丰富的拉曼特征位移峰，可利用便携式拉曼光谱仪进行快速检测，它能快速识别隐藏于粉末、溶液中的毒品。

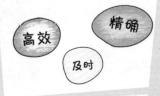

高效　精确　及时

4 免疫检测法，该方法是目前国际上通用的一种毒品检测方法，利用抗原抗体反应的特异性和敏感性来检测标本中的微量物质。该方法简单、快速，不需要复杂的前处理过程，便于现场分析。常见的方法有放射免疫分析、酶联免疫分析、荧光免疫分析、金标免疫分析等。

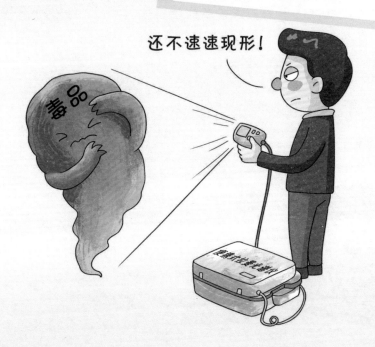

29 我国水体中都检测出了哪些毒品

甲基苯丙胺和氯胺酮是我国水体中最常被检测出的毒品物质。在我国 49 个湖泊和 4 条主要河流（黄河、松花江、长江、珠江）中均检测出较高浓度的甲基苯丙胺（浓度范围为未检出至 58 纳克／升）和氯胺酮（浓度范围为未检出至 21 纳克／升），两种物质在珠江流域的检出率和检出浓度较高。调查发现，在 36 条汇入渤海和北黄海的河流中，甲基苯丙胺的检出率高达 92%，浓度为 0.1 ~ 42.0 纳克／升，氯胺酮的检出浓度为 0.05 ~ 4.50 纳克／升。北京市城市河流中甲基苯丙胺的检出浓度为未检出至 99.5 纳克／升。

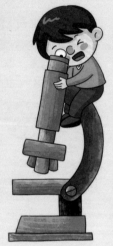

在我的地表水中还检出摇头丸、迷幻药、甲氧麻黄酮等毒品或其代谢物。上海黄浦江中检测出高浓度的咖啡因（2.7 ~ 730.7 纳克／升）和可替宁（2.7 ~ 50.8 纳克／升）。珠江流域检出摇头丸浓度为 0.4 ~ 1.3 纳克／升。长江流域去甲氯胺酮检出浓度为 0.3 ~ 1.0 纳克／升。

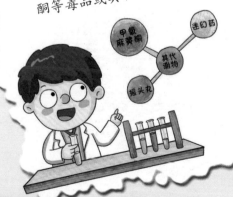

传统的污水处理工艺能完全去除毒品吗 30

城市污水处理系统接纳了含毒品及其代谢物的污水，那么传统污水处理工艺能否将毒品完全去除呢？答案是否定的。污水处理厂常规的物理化学法及生物法均不能将毒品及其代谢物完全清除。有研究发现，我国传统的污水处理工艺对甲基苯丙胺和氯胺酮的去除率分别只有80%和50%。

一些深度处理技术，如膜分离法，高级氧化技术中的芬顿法、臭氧氧化等可以对毒品及其代谢物有很好的去除效果，但是由于成本较高，一般污水处理厂不具备这些深度处理工艺。剩余的母体残留物及代谢产物存在于水环境中，仍然具有化学和生物活性，会对生态环境和人体健康造成潜在威胁。

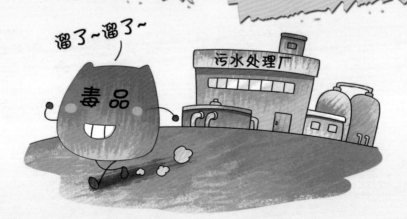

51

31 "污水验毒"技术

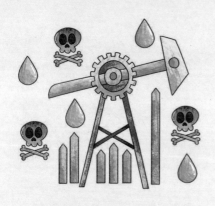

打击毒品和污水处理看似是两个毫不相关的概念，但从特定场合定期采集的污水却可以成为监测毒品及打击毒品犯罪的重要工具。"污水验毒"技术来源于"污水流行病学"，它可以快速精准地锁定毒源，为打击非法毒品制作及交易提供强有力的支撑。毒品被人吸食或注射后经过人体代谢，仍会有部分毒品及其代谢产物排出体外，进入生活污水处理厂中。通过测定污水中残留毒品的浓度，再根据其排泄率，结合进水流量、污水处理厂服务地区的人口等数据，就可估算该地区人群与毒品关联的情况。"污水验毒"技术不仅可用于测算污水中毒品的含量，还可用于追踪毒品滥用随时间变化的情况。如果某地区污水样品中毒品监测指标出现异常，则可将其直接列为重点监管区域。

　　"污水验毒"技术具有客观可靠、快速易实施、成本低、适用性高等突出优点。相较于以前上门临检的方法，"污水验毒"技术更加省时省力，并且可以全面监测娱乐场所的毒品滥用情况，可对辖区内的毒品滥用情况进行精准整治和打击。

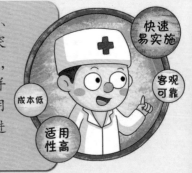

对毒品消费量能否进行科学的实时评估

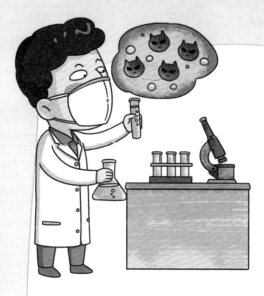

毒品消费量估算一般涉及毒品的价格、毒品使用人数及人均最低维持消费量这三个因素。如何对毒品消费量进行科学实时评估呢？"污水验毒"技术可用于评估城市等大范围以及娱乐场所、学校、监狱等小范围特定人群的毒品消费量，可通过短期或长期对污水样品进行分析检测从而获取吸食毒品类型的变化趋势或新型毒品种类信息。2011年，有学者检测出我国香港最大规模污水处理厂进水中可卡因、氯胺酮和甲基苯丙胺的浓度，并由此估算出当地污水处理厂服务区域人口消费量。2014年7—9月在国内18座城市的36个污水处理厂中对多种毒品及其代谢物的含量进行的检测发现，在我国境内主要毒品消费类型为甲基苯丙胺和氯胺酮，而且发现其在深圳和广州的消费量高于北京和上海。污水分析法可用于例行监测某地区、国家甚至国际范围内的毒品滥用情况，这样有利于政府决策者采取打击措施或开发有效的干预方法。

33 科学检测吸毒技术有哪些

为了控制毒品的滥用和流行，高效快速的吸毒检测技术尤为重要，目前吸毒检测技术主要集中在以下几个方面：

1. 血液检测

血液检测是常见的毒品检测方式，通常用高效液相色谱—串联质谱法检测人血液中的毒品残留量，检测结果精准。但是血液中的毒品很快会被代谢掉，因此血液检测对时效性要求高。

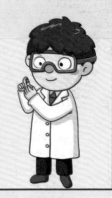

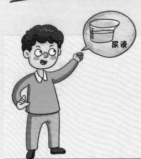

2. 尿液检测

尿液检验的成本低，结果可靠，所以尿检是目前最常用的人体内毒品检测方法，被应用于侦查过程和庭审中。

3. 唾液检测

唾液检测准确快速，且与尿液检测相比，取样更方便，常用于交通检查是否毒驾。唾液检测可以提供被测试者的身体受损害程度等信息，但是容易受到烟雾和其他物质的污染。

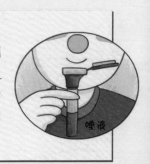

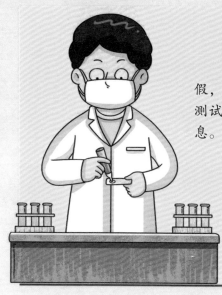

4. 汗液检测

该方法的优点是很难作假，缺点是其结果不能提供被测试者身体的受损害程度等信息。另外，人体在排汗的过程中会代谢出某些物质，且不同人代谢出的物质成分也不尽相同，这些物质都可能干扰检测结果，因此汗液检测结果的准确性不高。

5. 毛发检测

毛发检测近几年发展迅速，是检测受检者是否吸毒的有效手段，它能追溯出吸毒者的用药程度，只要吸毒者有毛发存在，对其进行取样检测后，可完整呈现受检者在过去几个月内吸食毒品的历程，被视为目前最有效的方法之一。毛发检毒技术相较于尿液、血液、唾液等其他检测技术，其可追溯吸毒行为的时间更长。

34 打"毒怪"的黑科技
——毛发检测

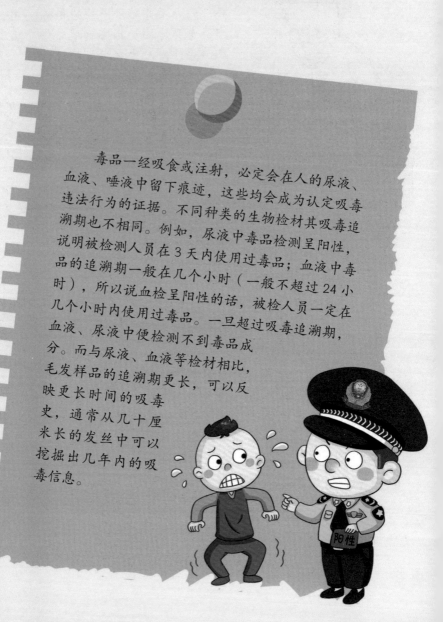

毒品一经吸食或注射，必定会在人的尿液、血液、唾液中留下痕迹，这些均会成为认定吸毒违法行为的证据。不同种类的生物检材其吸毒追溯期也不相同。例如，尿液中毒品检测呈阳性，说明被检测人员在 3 天内使用过毒品；血液中毒品的追溯期一般在几个小时（一般不超过 24 小时），所以说血检呈阳性的话，被检人员一定在几个小时内使用过毒品。一旦超过吸毒追溯期，血液、尿液中便检测不到毒品成分。而与尿液、血液等检材相比，毛发样品的追溯期更长，可以反映更长时间的吸毒史，通常从几十厘米长的发丝中可以挖掘出几年内的吸毒信息。

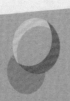

　　与血液和尿液等生物样品相比，毒品在毛发中的存留机理略有差异，所以导致毛发检毒有更长的追溯期。毒品进入血液、尿液是一个持续代谢和快速降解的过程，一般情况下毒品在血液和尿液中的痕迹几天内就会完全消失。而毛发中毒品的代谢过程则不同，毒品随着血液循环进入毛囊，毒品原体及其代谢物会被毛发中的角质蛋白固定，并稳定地保留在毛发中。一般 3～5 天后，含有毒品分子的毛发将长出头皮表面，毒品及其代谢物会随着头发的生长从发根往发梢迁移。因此，毛发中毒品的分析能够确认检测对象在长期内是否吸毒，对不同区段的毛发进行检测则可以看出不同时间段的吸毒情况。

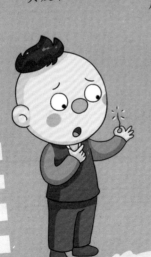

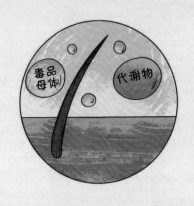

那么毛发检毒是否会因样品污染而导致假阳性结果呢？答案是不会。被毒品挥发污染的毛发与主动吸毒者的毛发在检测时会产生两种完全不同的结果。毛发检测会同时检测毒品母体及其代谢物，主动吸食人员毛发内不仅能检出毒品母体，还能检出其代谢物。被动污染的毛发中只能检测到毒品母体化合物，不能检出其代谢物。这是因为主动吸食人员体内进入毒品并进行了一系列新陈代谢过程，而对于被动污染，由于毒品没有进入人体，则不会检测出毒品代谢物。

既然毛发检测如此准确灵敏，那么不法分子剃光头是否能规避毛发检测呢？答案是否定的，因为毛发除头发之外，还包括腿毛、鼻毛、眉毛和腋毛等，因此，毛发检测可以让隐形吸毒者无处遁形，即使是剃光头也没用。

别以为剃光头就检测不出来！

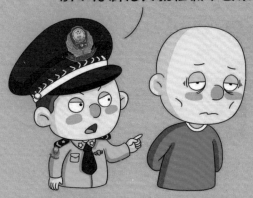

第三章

毒品与人体健康

35 毒品的耐受性和依赖性

感觉还是不过瘾

毒品的耐受性可以简单理解为，当吸毒者不断地使用同一种或者同一类毒品后，毒品产生的效果会出现退化现象，身体对毒品的感受变弱，欣快感降低，必须不断增加剂量才能达到原来的效果，这种叠加和递增剂量以维持毒品效果的现象称为毒品的耐受性。基本上每个海洛因吸食者在一段时间后都会增加毒品用量、缩短吸毒间隔时间以及改变吸毒方式等。同时，不同的毒品还会存在交叉耐受性，如海洛因和吗啡属于同一类毒品，两者虽不同，可身体不能对这两种毒品加以区分，身体仍会出现耐受性，这就是交叉耐受性。

那什么是毒品的依赖性呢？毒品的依赖性分为身体依赖和精神依赖两种情况。身体依赖是指长期反复地使用毒品，身体与毒品之间建立了一种平衡的关系，即养成了毒品依赖的习惯，如果突然停止吸毒便会产生严重的生理功能紊乱（如流泪流涕不止、口吐白沫、精神萎靡不振等），即出现戒断症状。毒品的精神依赖通常被称为"心瘾"，当吸食者体会到吸毒时的兴奋感和欣快感后，便会沉迷于这种感觉，在精神上渴望周期性或连续性地吸毒，不然就会觉得难受，这种强迫性的吸毒行为，就是毒品的精神依赖性。

不行，忍不住了！

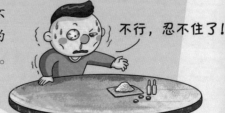

毒品究竟有多"毒" 36

　　毒品对吸食者的危害主要表现在以下几个方面：

　　（1）吸毒者在吸食毒品后会产生异常的兴奋、抑制等作用。如失眠、烦躁、惊厥、麻痹、记忆力下降、主动性降低、性格孤僻、意志消沉和周围神经炎等症状，造成中枢神经系统和周围神经系统的损害。

　　（2）吸毒特别是通过静脉注射，常会引起多种心血管系统疾病。如感染性心内膜炎、心律失常、血栓性静脉炎、血管栓塞及坏死性血管炎等。

　　（3）用烫吸方式吸毒易发生呼吸系统疾病，如支气管炎、咽炎、肺感染、栓塞、肺水肿等。

　　（4）吸毒者普遍会出现食欲减退、恶心、呕吐、腹泻、便秘等症状，肝脏也会受到严重损害，如出现肝炎、肝硬化、肝脓肿等病症。

　　（5）长期吸食毒品，可造成性功能减退，甚至完全丧失性功能。女性会出现月经失调，造成不孕、闭经，孕妇会出现早产、流产和死胎等情况，且血液中的毒品会通过胎盘进入胎儿体内，导致胎儿产生毒品依赖。

　　（6）毒品所带来的危害，绝不仅仅是伤害身体、危及生命，它还会诱发犯罪，吸毒者为达到目的会不择手段，从而失去了正常人应有的自尊、道德观及伦理标准，整日沉溺于毒品带来的幻想之中，造成精神空虚、人格低下，逐步走上违法犯罪的道路，也给家庭带来沉重负担。

37 吸毒易染的疾病

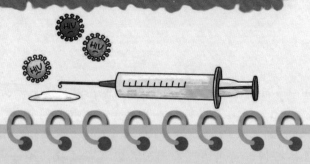

　　毒品让人在身体和精神上产生依赖，更会损害人体免疫系统，造成多种感染性疾病的发生。提起吸毒和传染病，大家首先想到的可能是艾滋病和肝炎，艾滋病的传播通常是由于吸毒者共用针管、针头而导致的血液感染传播，那么除此以外，吸毒还容易感染哪些疾病呢？

　　吸毒易导致的疾病主要有：

　　（1）肺部疾病，吸毒时产生的烟雾会进入肺部，长期吸食会导致一系列诸如慢性肺炎、肺水肿、缺氧性肺血管收缩及肺结核等肺部疾病。

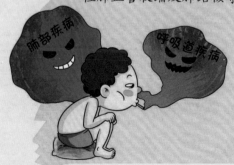

　　（2）呼吸道疾病，毒品对呼吸中枢神经、咳嗽中枢神经有明显的抑制作用，导致气管分泌物变黏稠，使气管阻力增加，引起气管变异性炎症和呼吸道高反应性，引发急性支气管哮喘。

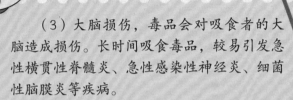

（3）大脑损伤，毒品会对吸食者的大脑造成损伤。长时间吸食毒品，较易引发急性横贯性脊髓炎、急性感染性神经炎、细菌性脑膜炎等疾病。

（4）心脏损伤，新型毒品带给人的强烈兴奋可造成吸毒者心律严重失常，并可能会发展成心率衰竭，诱发各种心脏疾病。

（5）如果吸毒者的性生活较为混乱，易导致淋病、尖锐湿疣、衣原体生殖器感染、梅毒等性病发病率上升。

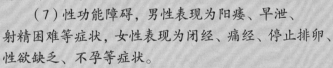

（6）精神病症状，会导致人格改变和典型的精神病症状，如幻觉冲动、情绪障碍、抑郁症等。

（7）性功能障碍，男性表现为阳痿、早泄、射精困难等症状，女性表现为闭经、痛经、停止排卵、性欲缺乏、不孕等症状。

（8）皮肤损害，吸毒易导致皮肤斑点、溃疡，手部水肿，接触性皮炎、皮疹、紫斑、瘙痒等。此外，吸毒还可以引起骨、关节、肌肉的炎症和疟疾、破伤风等。

38 吸毒为什么会缩短寿命

相关资料表明，吸毒人群的平均寿命较正常人群短 10 ~ 15 年。在吸毒成瘾患者中有 25% 的人会在吸毒后的 10 ~ 20 年死亡，25% 的年轻吸毒者会在 30 ~ 40 岁死于吸毒带来的相关病症，吸毒人群的死亡率较一般人群高 15 倍。那么吸毒缩短寿命的原因是什么呢？

通常来说，吸毒者寿命缩短主要是因为吸食毒品容易引起呼吸系统、心血管系统及中枢神经系统的功能紊乱，长此以往，各种疾病相继出现，加速器官衰竭，导致死亡。最常见的是呼吸道感染性疾病、坏死性血管炎、急性感染性神经炎、肾功能衰竭等。这其中任何一种病症都能将人脆弱的生命摧毁。聚众吸毒时共用注射器等针具，会引发艾滋病、肝炎等传染性疾病的传播，加速死亡。

除了因吸毒所致的疾病引起的死亡，还有以下几方面的原因：

（1）吸毒过量，中毒致死。

（2）精神症状引发自杀。

（3）参与犯罪时行为过激导致死亡。

（4）吸毒产生幻觉导致意外死亡。

由此可见，吸毒危害人体健康，使吸食者寿命缩短或加速死亡。

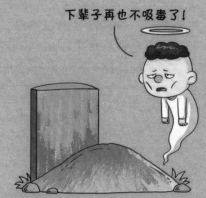

下辈子再也不吸毒了！

吸毒与艾滋病有什么关系 **39**

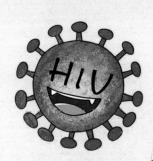

艾滋病是由感染艾滋病病毒（HIV）引起的，HIV能攻击人体免疫系统使人体丧失免疫功能而感染各种疾病，从而导致死亡。那么吸毒和艾滋病有什么关系呢？

吸毒者极易感染上艾滋病，因为艾滋病是一种传染病，其传播途径主要有性接触传播、血液传播及母婴传播。首先，吸毒者细胞免疫功能和体液免疫功能受毒品干扰，导致免疫功能低下或紊乱，增大了感染艾滋病的风险。其次，吸食者在吸毒时不可避免地交叉使用注射器或为追求刺激而一群人在一起吸毒，同一个针管在多名吸毒人员之间共 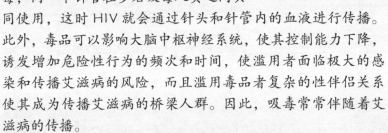 同使用，这时HIV就会通过针头和针管内的血液进行传播。此外，毒品可以影响大脑中枢神经系统，使其控制能力下降，诱发增加危险性行为的频次和时间，使滥用者面临极大的感染和传播艾滋病的风险，而且滥用毒品者复杂的性伴侣关系使其成为传播艾滋病的桥梁人群。因此，吸毒常常伴随着艾滋病的传播。

40 吸食毒品对大脑的伤害

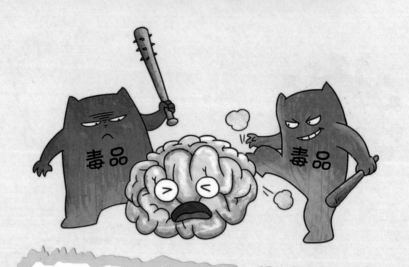

　　长期吸食毒品会对大脑神经细胞和中枢神经系统造成严重的损害，严重时吸毒者的行为意识不受控制，例如，吸毒者会有脾气暴躁、走路摇摆等表现，甚至会出现幻听、幻觉、被害妄想等精神疾病。毒品对吸毒者大脑的损害不言而喻，那么吸食毒品对女性和男性的大脑损害程度是否一致呢？

科学家们研究发现，与健康女性相比，对兴奋剂产生依赖的女性大脑部分区域中脑灰质明显减少，而在男性吸食毒品人员中并未发现类似现象。研究人员对大脑的这种变化和人的行为是如何联系的问题进行了研究，发现脑灰质减少的女性更易于冲动行事，从而获取正面的生理回馈和生理唤起，同时毒瘾也会随之加重。而健康女性和吸毒男性则并没有表现出类似现象。

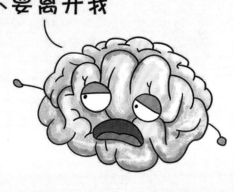

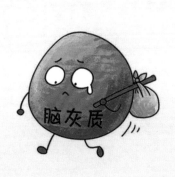

41 滥用止咳药水易导致成瘾和大脑病变

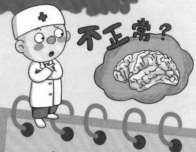

止咳药水的主要成分有磷酸可待因和盐酸麻黄碱。磷酸可待因属于中枢性镇咳药，一般用于无痰的干咳，具有镇咳和镇痛功能，其作用强度为吗啡的四分之一，能起到兴奋呼吸中枢神经的作用，大量服用会让人产生快感和幻觉，出现晕眩、心跳过速等不良反应，长期饮用会上瘾，与鸦片、海洛因等毒品相似。盐酸麻黄碱具有平喘、兴奋和麻醉作用，属于精神药品。麻黄碱是制作冰毒和摇头丸的材料，长期大量地服用也易上瘾。

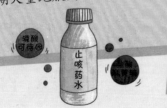

止咳药水真的会改变人的大脑，让大脑"不正常"吗？有研究发现，止咳药水成瘾患者在脑局部和全脑水平上的功能和结构方面均存在异常，而这些异常主要集中在奖赏回路、认知控制和决策相关的脑区。这些脑区功能和结构的异常与成瘾时间、冲动特质和临床表现有很大的相关性。慢性可待因止咳露成瘾患者全脑白质微结构存在不同程度的改变，这种结构的改变随着其成瘾时间的延续而持续加深。大脑的这种病变会使上瘾者萎靡不振。

止咳药水在临床治疗中有很好的效果，一般在正常剂量下不会成瘾，但是如果长期大量使用，则易成瘾。

毒品成瘾会遗传给后代吗

42

　　如果父母中一方或双方吸毒成瘾，会不会将毒瘾遗传给他们的子女呢？有专家指出，从遗传学角度来说，毒品成瘾性确实具有遗传学上的基础，也就是说，这种遗传基因让吸毒者的后代对毒品成瘾的概率比其他人要大得多。当然，这并不是说吸毒人员的后代就一定会吸毒，而是指在身体机能上，吸毒人员的后代更容易接受毒品。有研究团队利用大鼠成瘾模型进行相关实验，发现可卡因成瘾后的大鼠所生产的第一代和第二代仔鼠也更容易对可卡因成瘾，表明父代大鼠可卡因成瘾能增加后代成瘾的风险。

　　目前，对毒品易感性遗传基因的形成机制和方式，还有很多问题尚处在研究阶段。研究表明，吸毒人员家庭出生的孩子，比起正常家庭的孩子，在生理、心理以及人格上更容易出现问题。科研人员经过长期调查发现，在共同的生活背景下，会有部分人吸毒，而这些人中又只有部分人成瘾，成瘾者中只有部分人能戒除，还有部分人戒毒后又复吸。专家认为，药物滥用的易感性受先天遗传因素和后天环境因素的共同影响。其中，遗传因素包括生物因素的直接遗传和双亲的心理、行为及社会特征对子女的示范和影响等多个方面。因此专家认为，在各种使人容易毒品上瘾的因素中，遗传基因占60%，环境因素占40%。

43 为什么"瘾君子"吸毒后会有各种癫狂的表现

毒品吸食者吸毒后会出现一系列癫狂行为，如自残、乱性甚至是暴力行为。这是因为毒品可直接刺激人体神经系统，使人的去甲肾上腺素代谢受到阻碍，导致血液浓度急速增高，让吸毒者处于极度兴奋状态，从而产生一系列癫狂行为。毒瘾发作时，吸毒者会产生焦虑、烦躁情绪，吸毒者的心像是被一只手紧紧攥着一样，非常难受。在这种情况下，为了缓解身心痛苦，不少吸毒者选择用自残来缓解自己的痛苦，甚至用自杀来结束难熬的折磨。许多吸毒者在吸食毒品后其行为不受大脑控制，极易出现各种癫狂的表现。

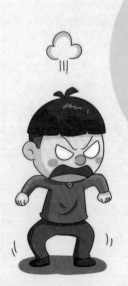

戒断症状也称为戒断反应，它是指吸毒者停止吸毒后身体出现的异常表现，戒断症状在毒品效力逐渐消退的几个小时之内就已经出现。不同的毒品对吸食者所造成的戒断症状不同，传统毒品偏向于造成生理上的难受，而合成类毒品则偏向于导致精神上的不适。反应初期，吸毒者可能会感觉困倦、哈欠不止。24 小时后，会变得焦虑而敏感，坐卧不安，难以入睡，眼泪、鼻涕流不止，汗水、唾液等不能控制地增多，随之便出现骨骼、肌肉和关节疼痛，以及呕吐、腹泻和胃痉挛等一系列脱瘾症状。

那么停止吸毒后为什么会出现这些戒断症状呢？戒断症状主要受以下因素的影响：①毒品的种类、纯度及剂量；②吸毒的方式；③吸毒的频率和时长；④个人健康状况；⑤停止吸毒时的心情状态及所处的环境。当吸毒者停止吸毒后，其身体和大脑无法适应毒品刺激的消失，从而产生一系列戒断症状。

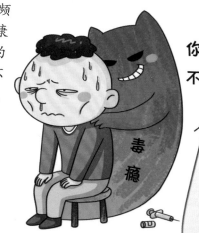

你已经离不开我了！

毒瘾

45 合成毒品与传统毒品，哪个对健康危害更大

传统毒品和合成毒品都会对人体造成严重的损伤，不同之处是传统毒品危害更大的是身体免疫功能，心、肝、肾等脏器，甚至呼吸系统等，更偏向生理危害；合成毒品会直接影响神经系统，导致精神失常，严重的产生幻觉、幻听、精神疾病等，更倾向精神和心理危害。

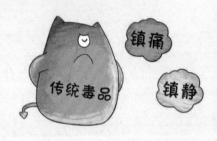

传统毒品对人体主要有"镇痛"和"镇静"作用。比如海洛因，一方面，吸毒者吸食后会很安静，容易入睡，但睡眠浅且容易醒；另一方面，通过兴奋中枢阿片受体产生强烈的快感，身体处于极度舒服的状态，正是这种短暂的快感让吸毒者欲罢不能。

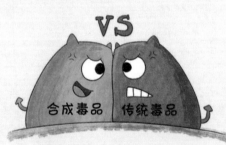

合成毒品对人体主要有兴奋、抑制或者致幻作用。以冰毒为例，吸毒者吸食冰毒后会在几天内处于极度亢奋状态，容易因为兴奋而失去理智，对大脑造成巨大且不可逆的伤害。

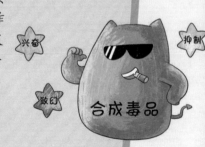

第四章
戒毒与禁毒

46 为什么戒毒成功后容易发生复吸

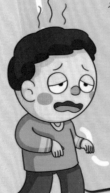

毒品会给吸毒者带来欣快感，一方面，毒品进入血液之后，会大幅地提高血液中的含氧量，导致吸毒者的力量和兴奋度大大提升；另一方面，毒品通过血液进入大脑，刺激大脑中的奖赏系统分泌大量给人带来快感的脑内物质——多巴胺。当吸毒者尝试到毒品带来的第一次快感之后，很快就会想来第二次、第三次，久而久之就会产生依赖，也就是吸毒上瘾。当吸毒者的大脑和躯体适应了毒品后，一旦不再吸入就会出现各种生理功能异常，如血液中的含氧量急剧下降，多巴胺分泌异常，导致他们在生理上觉得痛苦，精神上产生焦虑、抑郁等，此时吸毒者只有再次吸食毒品才能缓解或消除这些症状并带来快感。

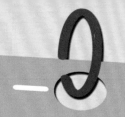

许多吸毒者戒毒成功后依然会发生复吸，这主要取决于以下因素：

（1）难以忍受毒品的体瘾和心瘾，在心瘾的困扰下，戒毒者若意志不够坚强，加上各种不利因素的影响，抵挡不住毒品的诱惑，就会再一次发生复吸。

（2）来自以前"毒友"的劝说和诱惑，若戒毒后还与以前的"毒友"保持联系，不可避免会再次接触毒品，甚至受"毒友"诱惑或劝说而发生复吸。

（3）因为没有工作、无聊或无所事事而不自觉地再次开始吸毒。

（4）当遇到挫折时心情苦闷，希望再次借助毒品获得解脱。

（5）受到身边人的冷落、指责或单位及社会的不公平待遇时产生的一种破罐破摔的心理。

"瘾君子"戒毒成功后一旦发生第一次复吸，就更容易发生第二次、第三次复吸，给自己和家庭带来无穷无尽的灾难，因此我们从一开始就要严厉杜绝毒品。

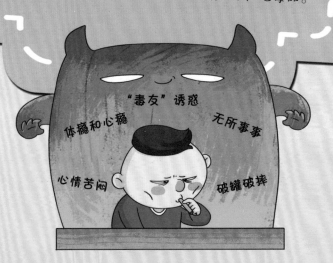

47 戒毒有多难

毒品就像潘多拉魔盒，一旦吸食了第一口，痛苦、绝望、堕落、沉沦，甚至死亡便接踵而至。吸毒者寻求刺激，付出的代价是健康和生命。当他们决定走出毒品的泥潭时，却发现一切都是异常的艰难。

吸食毒品会使吸毒者的生理平衡发生紊乱、神经系统受到损害。在戒毒过程中，戒毒人员不仅饱受生理上的折磨，产生失眠、全身发抖、焦躁不安、呕吐、意识丧失、产生幻想等症状，甚至如百蚁蚀骨般难受，而且还需克服强烈的"心瘾"。在戒毒过程中，戒毒人员会痛不欲生、生不如死，所以说戒毒十分困难。尤其在开始戒毒的前几天，许多戒毒者扛不过毒瘾发作时的痛苦，会出现自残，甚至自杀现象。在戒毒后期也有部分戒毒者因为意志不坚定而放弃。另外，部分吸毒人员成功戒毒后，由于个人戒毒的毅力不坚定、情绪不稳定、忍受不了毒瘾带来的生理反应，以及无法改正不良的生活习惯，尤其是跳不出原来的"毒圈"环境和社会因素影响等，会出现复吸现象。

通过许多戒毒者的自述，可以发现他们十分渴望戒毒成功，但也可以感受到他们对于一次次戒毒失败后内心的坍塌。所以，一定不要因为好奇、寻求刺激、跟风等原因去沾染毒品，一定不要高估自己战胜毒品的能力，要做到坚决不吸第一口。

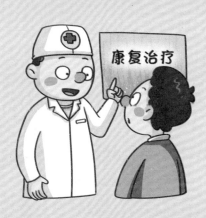

我国目前的戒毒模式有自愿戒毒、强制隔离戒毒、社区戒毒和社区康复四种。

1 自愿戒毒是吸毒人员意识到自己吸毒行为的危害，主动到卫生医疗部门开设的戒毒医疗机构，接受为期至少一个月的药物治疗与康复过程，使吸毒者摆脱生理依赖，克服心理障碍，戒掉毒瘾。

2 强制隔离戒毒是指公安机关对吸毒人员予以强制隔离戒毒决定，通过行政强制措施对吸毒人员进行药物治疗、心理治疗和法制教育、道德教育，帮助其戒掉毒瘾。强制隔离戒毒期限一般为2年，可以根据具体情况进行调节，期限最长可以延长一年。因为其强制性高，所以戒毒成功率高，但是强制戒毒属于被动戒毒，复吸率也相对较高。

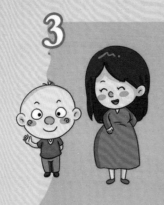

3

　　社区戒毒是指吸毒人员在社区的监管下，在公安机关、司法、卫生、民政等部门的协助下，在社区进行戒毒。由于社区戒毒强制性不高，因此戒毒成功率较低，戒毒时间也相对较长。

　　对不适用或者可以不适用强制隔离戒毒的吸毒人员（怀孕或者正在哺乳自己不满一周岁婴儿的妇女，或者不满十六周岁的未成年人），依照《中华人民共和国禁毒法》规定进行社区戒毒，由负责社区戒毒工作的城市街道办事处、乡镇人民政府加强帮助、教育和监督，督促落实社区戒毒措施。

4

　　社区康复是指决定强制隔离戒毒的机关可以根据戒毒人员戒除毒瘾情况，责令被解除强制隔离戒毒的人员接受不超过三年的社区康复。由城市街道办事处、乡镇人民政府负责，在社区基层组织和家庭的关怀和帮助下对其实施生理脱瘾、心理矫治、劳动康复、职业培训等一系列康复措施，以防止复吸，帮助其重新回归社会。

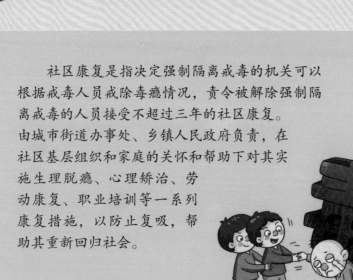

街头绿化带惊现 49
罂粟花，这合法吗

街头绿化带出现美丽的罂粟花，无论数量多少，无论出于何种动机（作为观赏植物，或是作为药材），私自种植罂粟都是违法行为。

根据《中华人民共和国刑法》第三百五十一条的规定，非法种植罂粟、大麻等毒品原植物的，一律强制铲除。种植罂粟五百株以上不满三千株或者其他毒品原植物数量较大的，处五年以下有期徒刑、拘役或者管制，并处罚金；非法种植罂粟三千株以上或者其他毒品原植物数量大的，处五年以上有期徒刑，并处罚金或者没收财产。非法种植罂粟或者其他毒品原植物，在收获前自动铲除的，可以免除处罚。

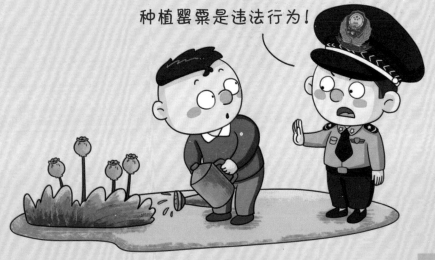

种植罂粟是违法行为！

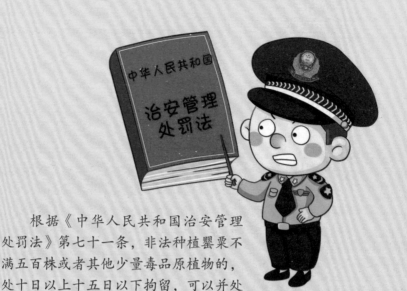

　　根据《中华人民共和国治安管理处罚法》第七十一条，非法种植罂粟不满五百株或者其他少量毒品原植物的，处十日以上十五日以下拘留，可以并处三千元以下罚款；情节较轻的，处五日以下拘留或者五百元以下罚款。非法种植罂粟或者其他毒品原植物，在成熟前自动铲除的，可以免除处罚。

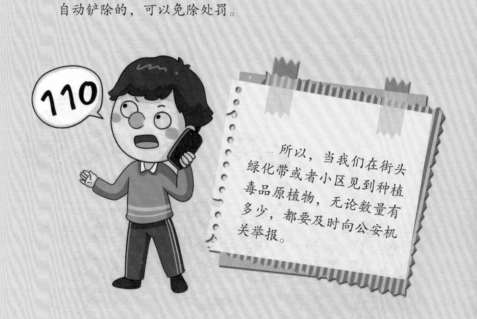

　　所以，当我们在街头绿化带或者小区见到种植毒品原植物，无论数量有多少，都要及时向公安机关举报。

毒品是可怕的恶魔，它会毁灭一个人、破坏一个家庭，影响社会安定、导致民族衰败。随着社会的发展，毒品种类越来越多，毒品犯罪的方式也层出不穷，被伪装的新型毒品更是让人难以识别，所以，在生活中不经意间就可能碰到毒品或毒品犯罪，若不加以警惕很容易深陷毒品泥潭。那么，怎样才能真正做到远离毒品呢？

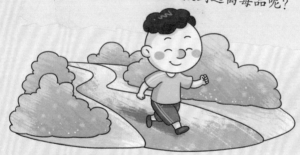

1 养成良好的生活习惯，培养良好的兴趣爱好，提高自身道德修养，树立正确的人生观、价值观和世界观。

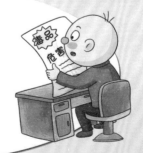

2

增强明辨是非、判断善恶的能力，远离有不良习惯的人，去酒吧、KTV等娱乐场所时，拒绝陌生人赠予的香烟、饮料或糖果。

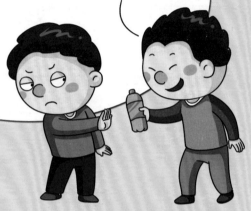

3

保持理性认识，合理控制自己的好奇心，不要去尝试任何一种毒品。

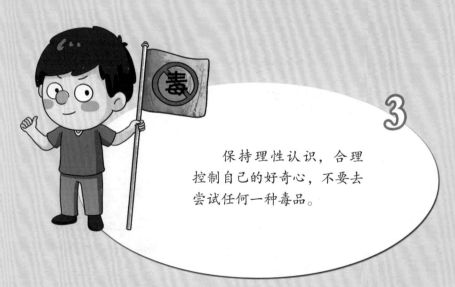

4

　　学习了解和辨识毒品种类和毒品犯罪行为，清醒地认识到毒品和毒品犯罪的危害，提高识毒、防毒、拒毒的意识和能力，杜绝毒品犯罪。

5

　　一旦不慎沾染毒品，一定要告知家人，并及时去正规戒毒机构，保持坚定的戒毒信念，积极配合戒毒。

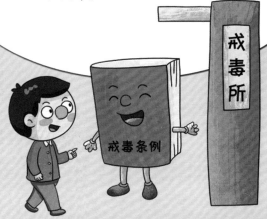

只有对毒品坚决说"不"，毒品才能无处藏身。

51 哪些行为属于毒品犯罪

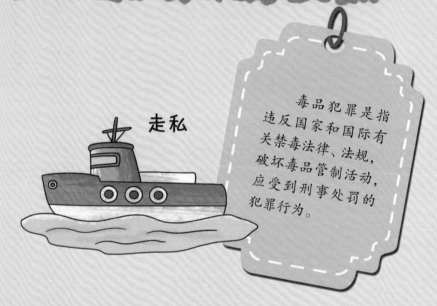

走私

毒品犯罪是指违反国家和国际有关禁毒法律、法规,破坏毒品管制活动,应受到刑事处罚的犯罪行为。

根据《中华人民共和国刑法》第三百四十七条至第三百五十七条关于毒品犯罪的规定,毒品犯罪行为主要包括:走私、贩卖、运输、制造毒品;非法持有毒品;包庇毒品犯罪分子;窝藏、转移、隐瞒毒品、毒赃;非法生产、买卖、运输制毒物品,走私制毒物品;非法种植毒品原植物;非法买卖、运输、携带、持有毒品原植物种子、幼苗;引诱、教唆、欺骗他人吸毒;强迫他人吸毒;容留他人吸毒;非法提供麻醉药品、精神药品。

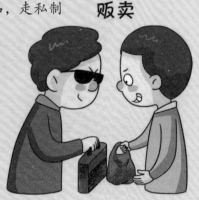

贩卖

根据《中华人民共和国治安管理处罚法》第七十二条的规定，吸食、注射毒品的，处十日以上十五日以下拘留，可以并处二千元以下罚款；情节较轻的，处五日以下拘留或者五百元以下罚款。

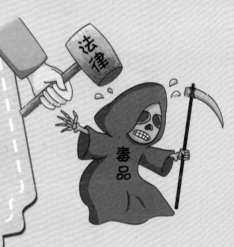

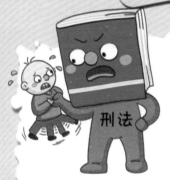

根据《中华人民共和国刑法》第三百四十八条的规定，非法持有鸦片一千克以上、海洛因或者甲基苯丙胺五十克以上或者其他毒品数量大的，处七年以上有期徒刑或者无期徒刑，并处罚金；非法持有鸦片二百克以上不满一千克、海洛因或者甲基苯丙胺十克以上不满五十克或者其他毒品数量较大的，处三年以下有期徒刑、拘役或者管制，并处罚金；情节严重的，处三年以上七年以下有期徒刑，并处罚金。

53 贩毒行为的相关法律规定

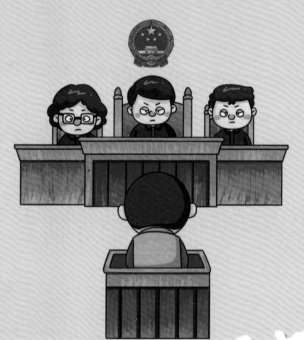

根据《中华人民共和国刑法》第三百四十七条的规定，走私、贩卖、运输、制造毒品，无论数量多少，都应当追究刑事责任，予以刑事处罚。

走私、贩卖、运输、制造毒品，有下列情形之一的，处十五年有期徒刑、无期徒刑或者死刑，并处没收财产：

（1）走私、贩卖、运输、制造鸦片一千克以上、海洛因或者甲基苯丙胺五十克以上或者其他毒品数量大的；

（2）走私、贩卖、运输、制造毒品集团的首要分子；

（3）武装掩护走私、贩卖、运输、制造毒品的；

（4）以暴力抗拒检查、拘留、逮捕，情节严重的；

（5）参与有组织的国际贩毒活动的。

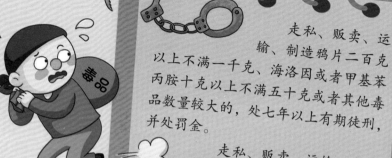

走私、贩卖、运输、制造鸦片二百克以上不满一千克、海洛因或者甲基苯丙胺十克以上不满五十克或者其他毒品数量较大的，处七年以上有期徒刑，并处罚金。

走私、贩卖、运输、制造鸦片不满二百克、海洛因或者甲基苯丙胺不满十克或者其他少量毒品的，处三年以下有期徒刑、拘役或者管制，并处罚金；情节严重的，处三年以上七年以下有期徒刑，并处罚金。

单位犯上述罪行的，对单位判处罚金，并对其直接负责的主管人员和其他直接责任人员，依照各款的规定处罚。

利用、教唆未成年人走私、贩卖、运输、制造毒品，或者向未成年人出售毒品的，从重处罚。

对多次走私、贩卖、运输、制造毒品，未经处理的，毒品数量累计计算。

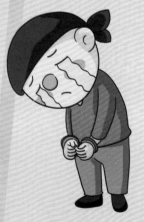

54 "国际禁毒日"的由来

20世纪80年代，毒品在全球泛滥，毒品犯罪日益猖狂，毒品问题成为全球性重大难题。面对这一严峻问题，1987年6月，有138个国家参与了联合国在奥地利维也纳召开的关于麻醉品滥用和非法贩运问题的会议。会议上提出"爱生命，不吸毒"的口号，以及将每年的6月26日定为"国际禁毒日"的建议，以加强世界各国对毒品问题的重视程度，共同抵御毒品危害。同年12月，第42届联合国大会通过决议，正式将每年的6月26日确定为"国际禁毒日"。

6月26日"国际禁毒日"也与我国著名的历史事件——虎门销烟有关。1839年6月3日，民族英雄林则徐在虎门销毁鸦片总重量达1 188 127千克，历时23天结束。虎门销烟不仅彰显了中国抵抗外来侵略的意志，更是世界禁毒史上的伟大壮举。

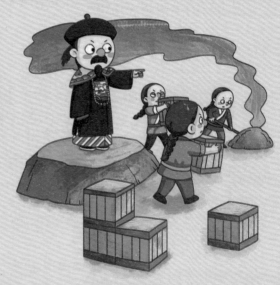

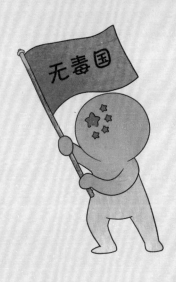

新中国成立后，我国采取取缔烟管、强制戒毒、教育自戒、禁种鸦片、打击贩毒等禁毒措施，从20世纪50年代初到70年代末，获得"无毒国"的美誉。但从80年代开始，贩毒、吸毒现象再次出现，毒品犯罪问题迅速蔓延。1991年6月在北京召开了第一次全国禁毒工作会议，此次会议首次明确提出以"禁吸、禁贩、禁种并举（简称'三禁并举'），堵源截流，严格执法，标本兼治"作为我国的禁毒工作方针。

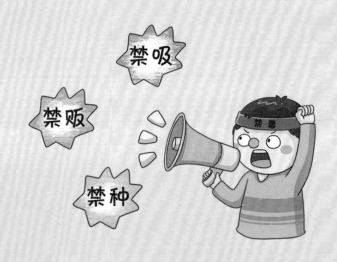

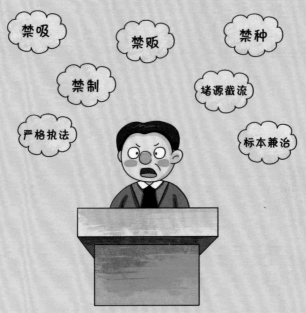

　　20世纪90年代后期，毒品犯罪形势产生新的变化，合成毒品等犯罪问题突出。1999年8月，国家禁毒委员会在包头召开了第三次全国禁毒工作会议，对我国的禁毒工作方针进行适当调整，由"三禁并举"调整为"四禁并举"，即在原来的基础上增加禁止制造毒品（"禁制"），形成了"禁吸、禁贩、禁种、禁制并举，堵源截流，严格执法，标本兼治"的新禁毒工作方针。

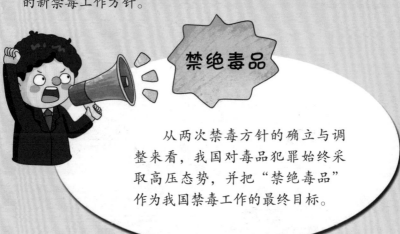

禁绝毒品

　　从两次禁毒方针的确立与调整来看，我国对毒品犯罪始终采取高压态势，并把"禁绝毒品"作为我国禁毒工作的最终目标。

1 1839 年 6 月 3 日，林则徐下令在虎门海滩当众销毁鸦片，共历时 23 天，销毁鸦片 19 187 箱和 2 119 袋，总重量 1 188 127 千克。虎门销烟开始的 6 月 3 日，在民国时被定为"禁烟节"，而销烟结束翌日，即 6 月 26 日，后来被定为"国际禁毒日"。林则徐虎门销烟的数量之大、时间之长，在世界史上都是空前的，这一壮举不仅向全世界表明了中国人民反抗外来侵略的坚定信念，更宣告了禁烟运动的伟大胜利。

2 2002 年，中国、缅甸、泰国和美国等多方合作，成功破获"3·30"特大国际贩毒案，共缴获 356.95 千克海洛因，并且成功抓捕潜藏多年的国际大毒枭。

3 2007 年 1 月，中国、美国、加拿大三国联合侦破了"0303"特大跨国走私可卡因案件，成功抓捕 11 名犯罪嫌疑人，缴获可卡因 25 千克。

4 2007 年 6 月，中国与菲律宾合作，成功侦破蔡爱山特大跨国制贩毒品案，抓获犯罪嫌疑人 8 名，捣毁 1 个大型毒品加工厂和两处毒品仓库，缴获毒品近 190 吨。此案的成功破获成为国内外禁毒事业的一大成就，并将我国与东盟国家的多边禁毒合作推进到了新的水平。

5

2011 年 "10·5 中国船员金三角遇害事件"（又称 "湄公河惨案"）之后，中国、老挝、泰国、缅甸共同合作，成功抓捕 "金三角" 地区特大武装贩毒集团糯康组织，并缴获大量毒品。

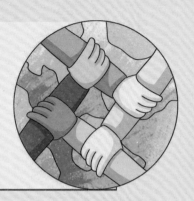

6

2013 年广东 "雷霆扫毒" 案件，此次行动中捣毁特大制贩毒团伙 18 个，摧毁 77 个制毒工厂，抓捕 182 名犯罪嫌疑人，缴获 3 吨多制毒成品，23 吨制毒原材料，并且肃清 "亚洲第一制毒村" ——博社村。

7

禁绝毒品

反对毒品

2016 年 6 月 30 日，杜特尔特任菲律宾第 16 任总统，他在竞选时曾向选民保证将严打犯罪，尤其要铲除在菲律宾泛滥的毒品。菲律宾政府在全国范围内实施大规模终结毒品交易的 "反毒品战争"。杜特尔特政府对于毒品的打击，也促使多名高官自首。

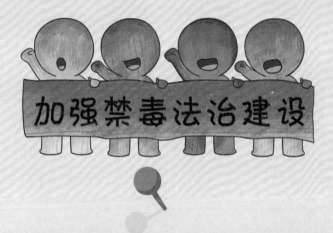

禁毒工作与人民福祉、社会稳定、民族兴衰和国家安危息息相关。面对严峻的毒品问题，党和国家特别重视并加强禁毒工作，开展了一系列禁毒严打整治行动，打击毒品犯罪行为，在禁毒工作上取得了重大的成就。我国在开展禁毒工作中的主要禁毒措施有：

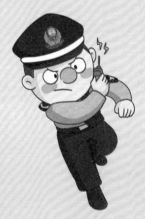

（1）加强禁毒法制建设，颁布与禁毒相关的法律法规，从法治角度加强禁毒宣传教育和打击毒品犯罪力度。

（2）加强对毒品犯罪活动的侦查，严厉打击走私、贩卖毒品等违法犯罪活动。

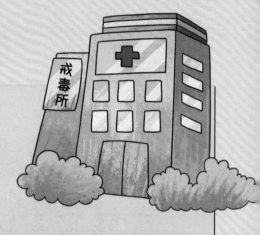

（3）加强宣传教育。充分利用媒体、网络等普及国家禁毒法律知识及禁毒措施，与社区、学校协作，共同开展各种形式的禁毒教育工作，加强公众特别是青少年对新型毒品的认识，让人民群众充分了解毒品的危害性，提高公众识毒、防毒、拒毒的意识和能力。

（4）国家鼓励公众参与禁毒工作。对于在禁毒工作中有突出贡献的单位或个人给予表彰和奖励；对于为禁毒工作进行社会捐赠的单位或个人给予税收优惠；对于为禁毒和戒毒提供服务的志愿者提供相关培训指导以及必要的工作条件。

（5）建立强制隔离戒毒机构，并鼓励社会上积极建立戒毒医疗机构。

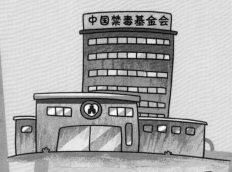

（6）建立相关禁毒机构。1982 年 10 月，中国医学基金会设立了戒毒专项基金，为禁毒和戒毒工作提供支持。1990 年成立中国最高的禁毒领导机构——国家禁毒委员会，负责组织、协调、指导禁毒工作。1999 年国家成立了中国禁毒基金会，贯彻国家禁毒工作方针，动员全社会各界和广大人民群众参与禁毒斗争，募集和接受捐赠，支持中国禁毒事业的发展。

（7）积极参与国际禁毒合作。我国与多国签署国际禁毒合作协议，加入并认真履行有关国际禁毒公约，加强各国之间的情报信息交流，支持并促进区域禁毒合作，加强与老挝、泰国等周边国家的交流合作，并帮助周边国家开展禁毒工作。我国在打击跨国和国际毒品违法犯罪活动等国际禁毒工作中做出了突出贡献。

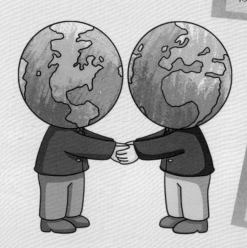

（8）积极开展禁毒科学技术研究。研发先进的毒品原植物监测技术、毒性药品的管控技术、毒品犯罪的侦查技术和装备，并探索科学有效的戒毒方法。

58 我国现行的禁毒法律体系

从立法主体的角度来看，我国现行的禁毒法律体系包括：

（1）由全国人民代表大会最高立法机关制定的禁毒法律。包括《中华人民共和国禁毒法》《中华人民共和国刑法》（第三百四十七条至第三百五十七条）、《中华人民共和国治安管理处罚法》（第十一条、第七十一条至第七十四条）、《中华人民共和国行政强制法》和《中华人民共和国行政处罚法》等。

（2）由国务院制定的禁毒行政法规和各部委制定的禁毒部门规章和规范性文件。如《戒毒条例》《麻醉药品和精神药品管理条例》《易制毒化学品管理条例》《娱乐场所管理条例》《强制戒毒办法》《中华人民共和国药品管理法实施条例》《精神药品管理办法》《麻醉药品管理办法》；公安部规章《吸毒成瘾认定办法》《吸毒人员登记办法》《吸毒检测程序规定》《公安机关强制隔离戒毒所管理办法》《关于加强互联网易制毒化学品销售信息管理的公告》《关于进一步加强易制毒化学品管制工作的指导意见》；卫生部规章《戒毒药品管理办法》等。

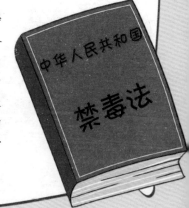

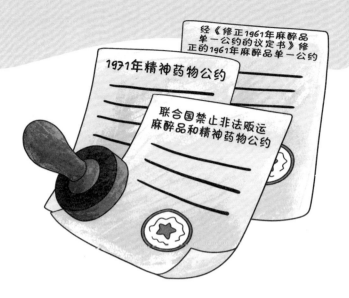

（3）地方性禁毒法规及地方禁毒规范性文件。

（4）多个部门联合制定的禁毒规范。如由国家禁毒办牵头会同中央宣传部、中央网信办、最高人民法院、最高人民检察院、公安部、工业和信息化部、国家工商行政管理总局、国家邮政局9部门，联合制定出台《关于加强互联网禁毒工作的意见》。

（5）最高人民法院和最高人民检察院的禁毒司法解释及禁毒管制机关的规范性文件等。

（6）经全国人大常委会批准加入的国际禁毒公约。如我国加入《经〈修正1961年麻醉品单一公约的议定书〉修正的1961年麻醉品单一公约》《1971年精神药物公约》和《联合国禁止非法贩运麻醉品和精神药物公约》三个主要国际禁毒公约。

59 我国加入的主要禁毒国际公约

毒品犯罪日益成为国际性问题，并且趋势愈演愈烈，开展国际禁毒合作成为必不可少的选择，因此，涉及禁毒的国际公约也应运而生。我国加入的主要禁毒国际公约有：

（1）1912 年 1 月，中国、美国、日本、英国、德国等国家在海牙召开禁毒国际会议，签订了第一个国际禁毒公约《海牙禁止鸦片公约》。

（2）1985 年 6 月 18 日，全国人民代表大会常务委员会通过批准我国加入《经〈修正 1961 年麻醉品单一公约的议定书〉修正的 1961 年麻醉品单一公约》，但是声明对修正的《1961 年麻醉品单一公约》第 48 条第 2 款予以保留。

（3）1985 年 6 月 18 日，全国人民代表大会常务委员会通过批准我国加入《1971 年精神药物公约》，但是声明对《1971 年精神药物公约》第 31 条第 2 款予以保留。

（4）1989 年 9 月 4 日，全国人民代表大会常务委员会通过决定，批准我国加入联合国《禁止非法贩运麻醉药品和精神药物公约》，但是声明不受公约第 32 条第 2 款和第 3 款的约束。

个人该如何参与禁毒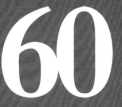

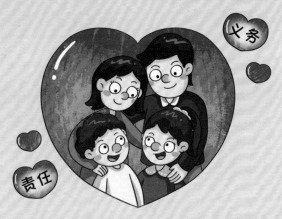

　　禁毒事业事关人民幸福、社会安定、民族兴旺和国家昌盛。目前，新型毒品常被伪装成药片、饮料、糖果等，往往让人（尤其是青少年）降低警惕性，不认为那是毒品，无疑会陷入毒品的泥潭。在禁毒工作中，每个公民都不是旁观者，也不是局外人，都有责任和义务积极参与禁毒工作。

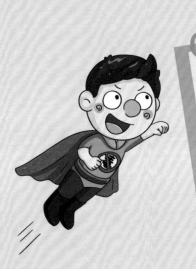

　　（1）从自身做起，时刻保持"热爱生命，远离毒品"的意识，学习一些毒品的知识，充分认识到毒品的危害性，提高识毒、防毒、拒毒的能力，自觉抵制毒品，做到不吸毒、不贩毒。

（2）对身边吸毒人员要积极引导，对不听劝阻者应向有关部门举报，鼓励其到正规戒毒单位戒毒。

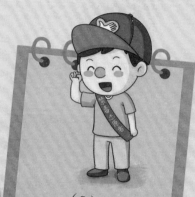

（3）积极参加禁毒宣传活动等相关公益事业，争当禁毒志愿者，真诚帮助身边吸毒和戒毒人员。

（4）对于毒品犯罪行为，在确保自身安全的前提下，及时向公安机关进行举报，勇于同毒品违法犯罪活动作斗争。

（5）在条件允许的情况下，可以向国家禁毒基金提供一些捐赠，为国家禁毒事业贡献自己的力量。

发现吸毒、贩毒应该怎么做

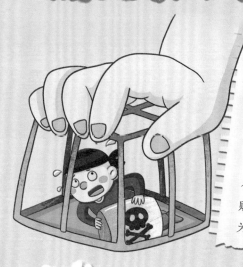

根据《中华人民共和国治安管理处罚法》等相关法律，吸毒和贩毒都是违法行为，二者的区别是贩毒同时属于犯罪行为。

当我们发现身边的家人、亲戚或者朋友吸毒时，要及时进行劝阻，并为吸毒人员的健康安全着想，积极进行举报，帮助他们戒掉毒瘾。如果毒瘾太大，无法自行戒毒，要劝说吸毒者到正规强制戒毒所进行强制戒毒。

当我们发现陌生人吸毒、贩毒时，首先要在确保自身安全的情况下，获取相关证据并及时拨打"110"报警。切记不要自己上前进行阻止，一是出于对自身安全的保护，二是不会打草惊蛇，有助于警察"放长线，钓大鱼"，一举打掉大毒枭，消灭贩毒团伙。